しなやかな心
70の習慣

保坂 隆
Takashi Hosaka

きずな出版

はじめに……「しなやかな心」の習慣

しなやかな竹や柳は折れにくい。「心」だって同じことです。

しなやかな気持ちであることは、とても大切なことです。仕事や人間関係で悩んだりすると、心が折れやすくなります。でも、しなやかな気持ちがあれば、不安やつらさを感じたときも、心の落ち込みから回復することができます。

「レジリエンス」という言葉があります。訳すると「回復力」「弾力性」。「しなやかさ」を意味する英単語です。人間関係や仕事の悩みで心が折れても、自然に柔軟に対応していくことです。

スランプで壁にぶつかると全体を見られなくなり、的確な判断ができなくなります。悩みを抱えて心が「折れやすく」なってしまいます。

しなやかな竹や柳は、根元は太くしっかりしていて全体を支えています。強い風が吹いても柔軟に動いて折れにくい。それは人間も同じことなのです。

「しなやかな心」を持つことであなたの毎日も幸せになります。

でも、自分の性格を変えることはできるのでしょうか？　性格は変えられなくても「しなやかな心」になるために努力することはできます。「しなやかな心」の習慣です。毎日の生活の中での行動パターンや、ちょっとした考え方の変化をつくることで「新しい自分」になることができます。

ストレスを抱えやすい人にとって「しなやかな心」を持つことで毎日の生活が明るくなります。私がストレスを抱えた人におすすめしているのは、「あえて嫌なことや悩みは忘れようとせず、今までどおりの毎日を淡々と過ごす」こと。時間はかかりますが、そうすれば嫌な出来事も日常のなかに埋もれてゆき、ストレスも感じなくなっていきます。つまり、思い出さないように努力するよりも、その思い出を新しい経験で上書きしてしまうことが大切なのです。心の中に新しいことを積み重ねていくと、嫌な出来事の影も少しずつ薄くなっていきます。嫌なことがあったときこそアクティブになって、新しい経験をたくさんしてほしいのです。

ところが、ストレスになった嫌な出来事となると簡単に忘れられません。しかも、その記憶が残り続けることでストレスはさらに大きくなってしまい、心が蝕まれることも少なくありません。

では、どうすれば嫌なことを忘れられるのでしょうか。ほとんどの人は「忘れよう」と努力します。しかし、それはまったくの逆効果です。「考えないようにしよう」「忘れよう」とすればするほど、その記憶が脳裏に強く焼き付くようになるのです。

だから、嫌なことがあっても忘れないようにする行動、習慣を持てば、心は折れないで柔軟な気持ちになれます。

他人のものは自分のものより何でもよく見えることがあります。そのたとえとして、「隣の芝生は青い」や「隣の花は赤い」という言葉が使われますが、頭ではわかっていてもうらやましい気持ちは消えません。そして、この気持ちがエスカレートすると、イライラの原因になります。

イライラして自分の家の芝生が青くなればいいのですが、そんなことはありません。年中イライラしていると、憂うつなことや悪いことがますます増えていくばかり。かたや、他人のことなど気にせず明るくマイペースで生きていると、運気は上向いていきますから、面白いですね。でも、これは科学的に証明されているのです。

他人をうらやんでイライラ状態に落ち込むネガティブな性格は、今からでも変えたほうがいいです。性格を変えるためのキーポイントは、否定的な言葉は使わず、明るい言葉を使うようにすること。**毎日の習慣はあなたを変えていきます。**いつの間にか「新しい自分」になっています。

保坂　隆

いつもと違う道を通る
ウォーキングで心が晴れる
散歩は小さな冒険です
疲れたときこそ花を買う
買い物のあとは、よその店の品物を見ない
海辺や川辺で過ごしてみる
ベッドに入ったら、楽しいことだけ考える
元気のないときはメイクで気力を
自分をほめて苦しみから脱出しよう
自己過信をやめれば失敗を回避できる
いい子はやめ、素の自分で振る舞う
ストレスは小さく砕けば発散しやすい
フラストレーションを解消するコツ

2章 人間関係をスッキリさせたい

79

イメージトレーニングで成功を思い描く
明るい「未来日記」を綴る
夢はノートに書こう
手紙を通じて自分の心を整える
好きなことをきちんと習ってみよう
相手の言葉を繰り返して頭を整理する
本棚の入れ替えで発想を変える
「積極行動タイプ」はダラダラ日をつくる
「気晴らしタイプ」は問題を見つめ直す
「否認タイプ」はサッサと気晴らし
「回避タイプ」は殻に閉じこもってはダメ
ときどきワンランク上のぜいたくを
別の車両に乗って世界を変える

4章　心をゆっくり休ませたい

古いアルバムを整理する
昔の友人に電話をしてみる
花や緑に水やりをすると心を整えられる
灯火でやさしくヒーリングする
孤独を感じたら優雅な時間を過ごしてみる
プチ瞑想で頭と心を整理する
ウォーミングアップ体操で脳に元気を送り込む
足裏の指圧で不眠と疲労を吹き飛ばす
気軽にエステやマッサージを利用しよう
冷えや肩凝りは足湯でサヨナラする
夜中にはあれこれ考えない
好きな枕で一日の疲れをとる

編集協力／幸運社
みなかみ舎
岡崎博之
齋藤みゆき
DTP／今井明子

しなやかな心
70の習慣

1章

苦しみから立ち直りたい

いつもより30分早起きする

「う〜ん」と目覚めて、枕もとの時計を見たら出社時刻の15分前。「あっ、寝坊した！　もう間に合わない」と大あわて。「でも、どうしてアラームが鳴らなかったんだろう」と考えたら「ああ、今日は休みだった」と気がついてホッとひと安心……。そんな経験はありませんか。

もちろん「今日は休み」でなければ、当然、急いで出社の準備をしなければなりません。でも、それが上司や先輩からひどく叱られた日の翌朝だったら、目が覚めてもなんだか気が重く、ベッドにしがみついていたいという人もいるでしょう。

もし、「明日、起きるのは、きっとつらいんだろうなぁ」と感じたときには、かえって翌日は早起きすることをおすすめします。

人間の身体は日光を浴びると、セロトニンという脳内物質を分泌することが知られています。セロトニンは脳の神経細胞の伝達物質の代表格で、脳の活動を刺激するのと同時に、精神を安定させる働きがあります。当然、肉体にも影響を及ぼします。そこで、**30分早く起きて朝日を浴びることで、脳も心も身体も、いつもより早く臨戦態勢が整う**わけです。

雨や曇りの日の朝は薄暗い感じがしますが、太陽光のパワーは絶大ですから、雨でも曇りでも、あるいは雪が降っていても、セロトニンは生成されます。

うつうつとした気分のときは、セロトニンが不足しているという研究もあります。逆にいえば、セロトニンが不足してしまうと、なかなか心が晴れやかになりにくいのです。

さて、早く起きた30分で、できることはさまざまあります。

いつもはシャワーですませる人でも湯船につかる時間がとれるでしょうし、あわただしくコーヒーを飲み、パンだけかじって出かけているなら、ゆっくりと朝食を食べられるでしょう。駅まで急ぎ足、ときには走ることもあるという人も、その日はちょっとのんびり歩けます。30分の早起きで、いつもとは全然違う朝になると思いませんか。

太りたくないと思っている人には「朝日を浴びないと太りやすくなる」という研究結果を紹介しておきましょう。

私たちの身体には、脂肪をため込む性質をもつ細胞もありますが、朝日を浴びると脂肪をため込む働きが抑えられるのです。残念なことに「朝日を浴びるとやせる」というわけではありませんが、早起きして、朝日を浴びながらウォーキングでもすれば、やせることにつながる可能性はあるはずです。

ところで「体内時計」という言葉を聞いたことがあるでしょう。人間がもつ25時間周期の時計です。「一日は24時間じゃないの」という声が聞こえてきそうですが、身体は25時間周期で活動しています。24時間というのは地球の自転周期を基にしたもので、じつは1時間の差があります。時計を得た人類は、毎日1時間ずつ時間調整をしているわけです。

この時間調整に効果を発揮するのが体温の上昇なのですが、早起きをして、その日の活動を始めれば、その分だけ体温が上がるタイミングが早くなります。

昔の人は「早起きは三文の徳」と言いました。「三文」は「ほんのちょっと」といった意味。「とく」は「得」という文字が使われたりしますが、「徳」とは「立派な行いや品性、神仏からの加護や恵み」のこと。つまり「**早起きすれば、ほんのちょっとだけいいこともある**」という教えです。

科学的・医学的には解明されていなかったとしても、昔の人は早起きはいいことだと日々の暮らしや経験からわかっていたのでしょう。

新しい時計に替える

「今、何時だろう？」と思ったとき、どうやって時刻を知りますか？　時計を見る人よりも、スマホに目をやる人のほうが多いかもしれませんね。というのも、「スマホがあるから腕時計はいらない」という人は少なくありません。それほど重くはないにしても、手首にものがあるのが気になって、腕時計は煩わしいと感じていた人もいたのでしょう。しかし、最近は人気のスマートウォッチを愛用する人も増えているようです。

仕事でミスをすると、そこから先の時間が長く感じられるものです。楽しい時間はあっという間に過ぎますが、つらい時間となると誰もが「ああ、まだこれしかたっていないのか」と感じるのは自然な話。しかも、時刻ばかりが気になって、心ここにあらず……という状態にもなりかねません。

ミスをしたあとの時間の進み方が遅く感じられる理由はふたつ考えられます。ひとつは早く退社時刻にならないかなという思いが強いこと。もうひとつは、そのせいで、時計を何度も見てしまうからでしょう。

もちろん、時の流れが速くなったり遅くなったりすることはありませんから、自分自身の気持ち次第なわけです。そこで、自分の気持ちが変わるような方法を考えます。

まず、腕時計をはずしてしまいましょう。社内に壁掛け時計があるかもしれませんが、それもできるだけ見ないようにします。パソコンの画面の端に時計表示があったら、付箋などで目隠しすればいいでしょう。とにかく視界から時刻表示を消して仕事にだけ集中します。いってみれば、時間の呪縛から解放される策です。

そうはいっても……という人には、ひとつ奥の手を紹介しましょう。オフィスのデスクに、もうひとつ、腕時計を入れておくのです。時刻がわかればいいのですから、高価なものである必要はなく、１００円ショップや３００円ショップの腕時計でも十分です。そして失敗したときにかぎらず、何となく気分を変えたいときには、ササッと腕時計を替えてしまうのです。

目にする文字盤が変わり、ベルトの感触も異なると、視覚にも肌にも、わずかな違和感が生まれ、それがちょっとした刺激になり、気分を変える呼び水になるというわけです。

あるいは、リモートワークで在宅勤務が続き、仕事がはかどらないという人は、部屋の時計を新しいものに取り換えてみませんか。忙しくて買い物に行く時間がなければ、ほかの部屋の時計と入れ替えてしまってもいいでしょう。

気分を変えたいとき、とくに失敗からすぐに立ち直りたいときには、「いつもと違う」という状況をつくるのがポイントです。

カレンダーは異世界への案内人

インテリアに凝っている人の目には、カレンダーも当然、インテリアの一部だそうです。たしかに、一枚に365日の日付が記されているポスタータイプのカレンダーなら毎日同じ絵柄を目にしますし、ひと月ごとのカレンダーにしても、その多くはテーマがあり、猫だったり犬だったり、あるいは世界の絶景だったりと、月ごとのバリエーションはありますが、ひと月の間、それを見続けるわけです。

もちろん、お気に入りのカレンダーなら、それだけで気分は上がるでしょう。ただし、カレンダーは自分好みのものを選ぶでしょうから、そのために、毎年似たような絵柄になりがちです。

もし、この一年はあまりいいことがなかった、という人がいたら、翌年のカレンダーは、ちょっと冒険してみませんか。

「毎年、花のカレンダーだったから、来年は世界遺産」とか、「これまで名画シリーズだったので、天体ものにしようか」など、これまでの自分の好みとは大きく異なる絵柄のカレンダーを貼ってみるわけです。

カレンダーひとつで部屋の雰囲気はけっこう変わりますから、気分もガラッと変わります。もしかしたら、運気が低調と感じているときに、上向きに変える力になるかもしれません。

人間の五感による知覚（視覚・聴覚・嗅覚・触覚・味覚）の割合で、視覚は87パーセントと圧倒的な数字を占めています。ちなみに、聴覚が7パーセント、嗅覚が3・5パーセント、触覚が1・5パーセント、味覚が1パーセントとされています。

つまり、大部分の情報が目から入ってきて、無意識のうちに脳に届けられ、刺激になっているのです。意識して見つめたものであれば、さらに深く印象に残ります。

そもそも、いつもと違うものを認識すると、脳は「?」となり、その「?」を解決するために活性化し、答えが出れば「!」となります。心理学でいう「アハ体験」「エウレカ効果」に近いものといえるでしょう。

仮に、これまでとは違う絵柄を買ってはみたものの、あまり気に入らないというのであれば、日付の部分だけを残して、絵柄の部分には自分の推しタレントのポスターなどを上から貼ってしまえばいいのです。悶々とした気分を振り払うために、視覚情報を利用して脳を刺激するというのがポイントなのですから。新しいカレンダーによって気分がガラッと変われば言うことなし。気に入らなければアップデートするというわけです。

新しいカレンダーを買う時期でなければ、絵柄を変えてみましょう。スマートフォンで撮ったお気に入りの写真をプリントして、日付の部分以外を貼り替えてしまえばいいだけです。

視覚情報の威力については、こんな話もあります。

冷蔵庫の前面ドアに、買い物メモを書いて貼っている人がいます。買い物に行くときに持っていくためですが、ときどきメモを忘れることもあります。ところが不思議なことに、メモを忘れても、目をつむると、そこに書かれた文字が浮かんできて、買い忘れはあまりないというのです。

これは、メモを書き、それを何度か見ているうちに視覚情報として記憶に残るからでしょう。

といっても、ひとつふたつは忘れて、その代わりに余計なものを買ってしまうこともありがちなので、もちろん、買い物メモを忘れないのがいちばんです。

ゴミ箱を各部屋にひとつ用意する

ゴミはすぐに捨てられるように、ゴミ箱は各部屋に置いておきたいものです。

「部屋にゴミ箱があると見た目が悪い」という人もいますが、これはまったくの思い違い。ちょっと頭を切り替えるといいでしょう。

たとえば、風邪気味でティッシュペーパーが手放せないようなとき、使ったペーパーはゴミ箱があれば、すぐにポイッと捨てられます。ところが、ゴミ箱がないと、とりあえずテーブルの上や足元に置くことになるでしょう。あとでまとめて捨てようと考えるかもしれません。でも、いったんそんなクセがつくと、どんどんティッシュペーパーの山ができてしまいます。

文房具や家庭で使う消耗品が入っていたパッケージや紙袋なども、ゴミ箱があればすぐに捨てられますが、なければ「あとで捨てよう」とあちこちに置いてしまいがち。これでは部屋の整理などできるはずがありません。

残念ながら、人はそれほどまじめに行動する生き物ではないようです。とくに他人の目がない自宅では、面倒なことは後回しにする傾向があって、いつの間にか部屋の片隅がゴミ置き場になっていることもあります。そんなわけで、整理整頓の第一歩は各部屋にひとつずつゴミ箱を置くことから始めるといいでしょう。

ゴミ箱の大きさやデザインも重要なポイントになります。見た目を気にして、小さなものを置く人もいますが、小さなゴミ箱はすぐいっぱいになってしまいます。また、デザイン重視で選んだゴミ箱のなかには、見栄えはよくても投入口が小さく、ゴミが捨てにくいものも多いようです。これではサッと捨てられませんね。

たとえば、捨てようかどうしようか迷っているものを手にして、ゴミ箱がいっぱいだったり、**ゴミ箱が小さすぎたなら、「入らないから、あとで捨てよう」と保留の言い訳をつくってしまい、なかなかものを捨てられなくなります。**本気で部屋を整理したいのであれば、大きめのゴミ箱を置きましょう。迷うことなく不要品をポイポイ捨てられ、整理も進むはずです。

もしゴミ箱の中にビニール袋を入れて使用しているなら、予備のビニール袋もゴミ箱の底に仕込んでおくことをおすすめします。こうすると、ゴミがいっぱいになっても、すぐにビニール袋を交換でき、片付けを中断せずに続けられます。

使わない場所から整理する

整理整頓といって、押し入れや物置に荷物を押し込む人も多いようです。しかし、隙間なく詰め込んでしまうと、奥の荷物を取り出すことができなくなります。必要なものが必要なときに取り出せなければ整理整頓とはいえません。だから、整理整頓には捨てるという行為が不可欠なのです。

「今日から片付けよう」と、一念発起して自宅の整理整頓を始めるとき、あなたはどこから手を付けますか。おそらく、多くの人が自分の部屋からだと思います。

しかし、自分が使っている部屋から始めると、思い入れがあるものが多く、捨てようかどうしようかと悩む時間ばかり多くなり、なかなかはかどりません。その結果、邪魔な荷物を別な場所に移動しただけになりがち。

そこで提案ですが、大々的に整理整頓するなら、ふだんあまり使っていない場所からスタートしましょう。まずは捨てやすいものから捨てて、空きスペースを確保します。**次々と捨てられるようになると、自分なりの「捨てる基準」ができているはずです。そうして片づけのスキルを磨いてから、身のまわりや自分の部屋に手をつける**といいでしょう。

独身で滅多に料理などつくらない人は、キッチンから始めるのがおすすめです。流しの中に使った皿やカップはないですか。まずはそれを洗って食器棚に収め、ついでに余分な食器がないかどうかを確かめてください。箱に入ったままのグラスや使った覚えもない食器は、ただスペースを余分に使っているだけなので、すべて処分しましょう。調理器具は必要最低限のものだけを残しておきます。ヤカン、フライパン、大小の鍋があれば、将来、料理が趣味になっても十分に対応可能です。

マンションに住む人は、ベランダから始めてもいいでしょう。ベランダは不要品置き場になりがちなので、捨てることに慣れるためには、おあつらえ向きの場所です。いつベランダに出したかわからないものは、基本的にすべて捨てます。手入れがおろそかになって枯れてしまった鉢植えの草花も処分してください。

生活のスペースが広がると、重荷がなくなったような気がします。スペースを広げることは、心をスッキリさせるのです。

いつもと違う道を通る

仕事でミスをした日の帰り道は、ふだんより遠く感じるもの。終業間近で、やり直そうとしたら上司から不機嫌な声で「明日でいいよ」なんて言われたら、気分も足取りも重くなる。気がつくとトボトボと歩いている自分がいて、その姿に情けなくなったり、ますます落ち込んだり……。

そんな帰り道ですが、たいていの人は、自宅から会社までの通勤ルートが決まっているでしょう。鉄道を利用している人の場合、乗降駅はもちろん、乗車する車両やドアまで、ほぼ毎日、同じではないでしょうか。その行動が「ルーティン」だとすれば悪いことではありません。しかし、それは好調を保っているときの話なのです。

なかなか調子が出ないときやアクシデントにみまわれたとき、あるいは何か失敗があったときなどには、お決まりのルーティンをあえてくずしてみてはどうでしょうか。

仕事が終われば、まっすぐ帰宅するのが習慣という人なら、これまで、ただ通り過ぎていたエキナカのショップをのぞいたり、利用したことのない書店やカフェにふらっと立ち寄ってみたりと、ちょっとした変化を取り入れてみるのです。いつもは前方の車両に乗っている人は、後ろの車両に乗ってみるのもいいかもしれません。

その日の気分で店は変わるとしても、たいていは何軒かお気に入りの飲食店で食事をすませて帰宅するという人は、これまで入ったことのない店を選んだり、あるいは、帰りがけにスーパーやコンビニで食材を仕入れて、家飯《いえめし》を楽しんでみてはどうですか。そんなに手間をかけなくても、料理にチャレンジするだけで気分が変わるものです。

このように、**ふだんと違う行動をとると、きっと小さな発見があります。**それがじつはへこんだ気持ちから、ほんの少しだけでも離れさせてくれる可能性が高いのです。

たしかに、仕事のミスは、原因を見つけて、同じ失敗を繰り返さない方法を考え、反省する必要があります。しかし、いつまでもくよくよしていては何も始まりません。失敗から目をそらすのではなく、へこんだ気持ちから遠ざかるための行動をとることが大切なのです。

とはいえ、大きな失敗だったら、寄り道をする気も起きず、料理をつくる気力もなくなるかもしれませんね。そんなときは、せめて駅から家に帰るルートをちょっとだけ変えてみませんか。

歩き慣れたルートでは、少しくらいボーッとしたままでも家に帰り着けます。しかし、そんな頭では失敗のシーンがよみがえってしまいそうです。でも、いつもと違う道なら、ちょっと気をつける必要があったり、多少の緊張が求められたりするせいで、失敗を思い出す心の隙間が生まれません。

一本違う道を歩いただけでも、「あれ、こんなところにこんなお店ができてる！」とか「新しいマンションが建つみたいだ」などと気づきがあるでしょう。ドキドキ、ワクワクするほどの出来事でなくても、小さな「ふ〜ん」や「へぇ」とは出合えるはずです。

あるとき、旅行が趣味という人に、

「新型コロナで不要不急の旅行を控えるようにいわれていた時期は、ずいぶんつまらなかったでしょう？」

と尋ねたところ、

「いえ、そんなことはありませんよ。いつもは右に曲がる道を、左に曲がって歩いてみれば、それだって、ちょっとした旅の始まり。ふだんとは違う景色を見られましたから」。

そう教わりました。

たしかに、いつもと違う道を歩くのは気分転換になりますから、気持ちをリセットするきっかけになる可能性は大です。

「人は好奇心が抑えられないから旅に出る」という説があります。逆に、ちょっと帰宅ルートを変えることから好奇心が生まれるかもしれません。それはへこんだ心にとって大いなる刺激で、きっと活力の源になると思います。

ウォーキングで心が晴れる

都会の喧騒の中、東京のとある一角に私のクリニックはあります。少し歩くと隅田川があり、広々とした川面の流れがゆったりとした時間を運んでいきます。この川沿いには遊歩道が続いていて、時間を問わず、さまざまな速度で歩いたり走ったりして行く人たちとすれ違います。

ベンチに座って見るともなく見ていると、多くの人は歩くか走るだけで、足元の道だけを見つめている人が多いと気づきました。東京の都心にありながら稀有な、広大な空や、太陽の光を浴びて輝く水面に意識を向ける人は意外なほどいません。

私は、**「ゆるウォーキング」に目を向けてほしいと思います。ゆっくり歩くことでのみ感じられる景色の豊かさがある**からです。

一部の人は「ゆるウォーキングではウォーキングやジョギングほどの運動効果は期待できないからムダだ」と考えるかもしれません。しかし、最新の研究で、ゆるウォーキングのようなのんびりした歩行にも、さまざまな効果があると明らかになってきました。

たとえば、「速歩や軽いジョギングは下半身の筋肉を持続的に刺激する有酸素運動」ということは一般的な知識として知られていますね。この動きをすると快感物質「βエンドルフィン」と「セロトニン」が脳内に放出され、ランナーズハイといわれる幸福感を味わえます。じつは、この幸福感はゆるウォーキングでも同様に味わえるのです。

速歩やジョギングには健康効果があります。しかし、景色を楽しみながらのゆるウォーキングなら、頭の回転を速くしたり、発想力や直感力、さらに心の感度を高める効果もあるとされています。これはまさに「心身のエクササイズ」と言えるのではないでしょうか。

実際、スタンフォード大学やサンタクララ大学の最新研究によって、歩きながら考える行為が驚くほどクリエイティブなアイデアの源泉になると示されています。人生や仕事に行き詰まったり、新しい考えやアイデアが欲しいと思ったときは、ぜひ、外に出て、ゆっくりとした歩みで世界を眺めてみてほしいと思います。

ゆるウォーキングの効果をより高めるためのコツをいくつか紹介しましょう。

①人混みや騒音を避け、できるだけ自然が豊かな場所を選ぶ
②思いついたアイデアや考えをすぐにメモできるよう、筆記用具を持ち歩く
③無理に長く歩かず、適度な距離や時間を心がけ、疲れたらすぐに休憩する

これらの方法を取り入れれば、頭がリフレッシュされて、新しい発想やアイデアが湧き出てくるでしょう。

散歩は小さな冒険です

私の自宅の近所に、海外旅行が趣味で年に2回は必ずどこかへ行くというシニア夫婦がいます。ところが奥様が脚を骨折してしまい、海外どころか国内旅行もままならなくなってしまいました。その後、元気のない二人を見かけることが多くなり、

心配していました。

ところがつい先日、地元の公園で二人の元気な姿を目にしたのです。

「こんにちは、お元気ですか」と挨拶すると、奥様は、「いいえ、まだ脚が本調子ではないものですから。でも、リハビリがてら、こうして夫とのんびり散歩をしているうち、散歩も旅の一部だって気づいたんです。まだ遠くまで行けるわけではありませんが、それでものんびり歩いていると、今まで全然気づかなかったお店などを発見して、すごく面白いんですよ」と教えてくれました。

「負け惜しみ」という意地悪な見方もあるでしょう。しかし、今まで見たことがない、気がつかなかったものを目の当たりにして心を動かされるというのは、私たちが旅先で求めているものと同じだと納得できました。

もちろん、見知らぬ土地へ足を運ぶ「旅行」にはさまざまなメリットがあります。近年では、単に楽しいというだけではなく、ストレス解消やイマジネーションを広げる効果も高く評価されています。

さらに、**旅先で体験するさまざまな非日常的な出来事は、脳によい刺激を与えて感受性を豊かにしてくれます。見知らぬ人たちと接するというふだんなら勇気のいる行動が比較的自然にできてしまうことは、メンタルの強化にもつながります。**

失恋したり、つらいことがあったときに、傷ついた心を癒し、復活させるために「傷心旅行」へ行く人がいますね。これは心理学的に見ても、とても理にかなった行動なのです。

しかし、ストレス解消やイマジネーションを広げる効果なら、散歩やゆるウォーキングにもありますすし、すれ違う人たちと挨拶を交わせばメンタルも強くなっていくでしょう。さらに、散歩やゆるウォーキングには、旅行のようなトラブルのリスクが少ないというメリットもあります。

旅行には多くの魅力がありますが、スケジュールの遅れや荷物の紛失、犯罪に巻き込まれるリスクもゼロとは言えません。そのため、ストレス解消どころか、強いストレスを感じてしまう人もいるのです。

近所を散歩するだけなら、そんなリスクは回避できますから、ノーストレスで心を豊かにできると思います。

疲れたときこそ花を買う

誕生日に花束をプレゼントされたり、何かの記念日に花をもらうと、幸せな気持ちになりますね。花が美しいという理由だけではなく、「特別な日を覚えていてくれたんだ」という嬉しさもあるでしょう。

花の癒し効果についての研究があります。「花は見ているだけでいい。理屈なんかいらない」という人にも、ぜひ知っておいてほしい話です。

「花のある部屋と花のない部屋にいる人の神経活動」についての調査（千葉大学環境健康フィールド科学センター）によると、**花のある部屋で過ごす人は、ストレス時**

に高まる交感神経の活動がおよそ25パーセント抑えられるそうです。

交感神経をわかりやすく説明すれば、緊張しているときや活動しているときに働く自律神経で、いわばアクセルです。それが抑えられれば、興奮もおさまると考えていいでしょう。

また、その研究では、リラックス時は副交感神経の活動が30パーセントほど高まるそうです。副交感神経は、夕方から夜にかけて少しずつ優位になっていく、たとえていえばブレーキの役割を果たしています。夜、眠くなるのも副交感神経の働きによるとされています。つまり、花があるおかげで、おだやかな気持ちになれるわけですね。

花の香りには、心を癒してくれる効果もあります。誕生日でなくても、何かの記念日でなくても、疲れたときに花を買って自分の部屋に飾れば、気力が少しずつ回復してくるはずです。

その日、その時の気分に合わせて素敵な花を飾り、心を元気にしてください。

買い物のあとは、よその店の品物を見ない

ストレス発散に買い物をするという人は多いでしょう。でも、衝動的に品物にとびついて、つまらない買い物をしてしまうことがあります。

一方、慎重に考えて迷って選んだ品物を「失敗した」と後悔するケースもあります。セールストークに乗せられて、想定外の買い物をしてしまうこともあるでしょう。

買って本当によかったか、「生きた買い物」ができたかと考えてみると、なかなかむずかしいものです。

商品として100点の品物でも、それをどんなに安く買えても、自分にとって必ずしも100点満点となるとはかぎりません。

あちこちの店を見たあと、やっと決めて買ったにもかかわらず、また別の店を見て歩く人がいます。自分の買い物がうまくいったと納得したいからでしょうが、そんなことをすると、買った品物よりもよさそうなものがあったり、値段が安かったりしたときは、グーンとテンションが下がってしまうでしょう。「大失敗した」と嘆いて後悔するばかりかもしれません。

買い物したあとで、わざわざほかの店の品物を見るのはやめたほうがいいと思います。どうしても「隣の芝生は青く見える」になりますから、「いい買い物をしたな」という充実感に浸って、買い物の自信をつけるべきです。

海辺や川辺で過ごしてみる

ハッと小さなミスに気づいたとき、落ち着こうとして冷たい水を飲む人が多いようです。熱いコーヒーやお茶ではなく、そういうときは水なんですね。冷たい水が喉を通っていくとスーッとして、いつの間にか冷静さを取り戻せるのでしょう。

成人女性の場合、身体の水分はおよそ55パーセントといわれています。驚くことに、4歳から5歳くらいの幼児は70パーセント、新生児は75パーセントが水分で、そういわれると、赤ちゃんを抱っこするとプヨプヨしているように感じられるのもうなずけます。

人間の体にとって、水が必要なのはいうまでもありませんが、じつは人間の心には、水に触れたり、水音を聴いたりすることが大切なようです。

広い海を眺めていると、よほど重大な問題でもないかぎり、心配しなくてもいいように感じられたり、川のせせらぎを聴いているうちに、悩みそのものは消えなくても、事態が解決に向かっていくように思えたりするもの。さまざまなものを洗い流してくれる水の働きを、感覚として受け取れるからではないでしょうか。

目（視覚）や耳（聴覚）だけではありません。水は触覚にも影響を及ぼします。

ある女性の話ですが、仕事で行き詰まったときや、嫌な思いをしたとき、洗面所に行って冷たい水で手を洗うだけでスッキリするといいます。

「先生、こんなことってあるんでしょうか？」

と聞かれましたが、そのときは、

「水には不思議な力があるんでしょうね」

としか答えられませんでした。

あとになって、地球上の生命体は海で誕生したという説や、私たち人間は母親のお腹で羊水に守られていることを思い出し、水に触れていると安心感が得られるのに違いないと気がつきました。

もし、そうだとすれば、失敗したり、落ち込んだりしたとき、海や川を眺めに出かけてみるのはどうでしょう。どこに暮らしていても、ちょっと頑張れば日帰りでも海や川を見られるはずです。

どうせグズグズ過ごしていても、一日なんてあっという間に過ぎてしまうもの。

それならいっそのこと「エイヤッ」と思い切って海でも川でも湖でもいいから水辺を目指して出かけてみましょう。

「用事もないのに遠出なんかできない」という人も、とりあえず水辺に行けば、心が潤い元気になれることは間違いありません。

ベッドに入ったら、楽しいことだけ考える

ある日の夕方、女性社員が係長にこっぴどく叱られました。

「君はもう新人というわけでもないだろう。どうして、こんなことができないんだ」

という言葉に、何も言えず、うつむいて涙ぐんでしまい……。

ひとつ間違えばパワハラですが、周囲にいた人たちが、口をはさむことができな

いくらいの勢いだったそうです。

たまたま、救ってくれたのは、絶妙のタイミングで会議室から戻ってきた課長。

「係長、それくらい言えば、彼女もわかると思いますよ」

と、係長をなだめ、叱られていた女性社員には、

「冷たいお茶でも飲んできなさい。少し落ち着いてから仕事に戻ればいい」

そう言って、その場から逃してくれたのです。

課長のおかげで冷静になり、席に戻れたものの、動揺はおさまらず仕事が手につきません。そうこうしているうちに定時が過ぎ、「今日は帰ろう」と向かった更衣室で、

「大丈夫？　ごめんなさいね。あのとき、何も言ってあげられなくて」

と声をかけてくれた人がいました。叱られている様子を見ていた先輩です。

「あ、先輩、大丈夫です」

「あまり気にしないほうがいいよ。係長は、誰にだって、あんな言い方をするんだ

から」

「はい。ありがとうございます」

課長に救われ、先輩に慰められた彼女でしたが、帰宅して、お風呂にゆっくりつかっても、食事をしても、テレビを見ても……、要するに何をしても叱られたことが頭から離れません。

いわゆる「まじめな人」にありがちな傾向で、何かひとつのことにとらわれると、そればかり考え続け、そこから逃れられなくなってしまうケースがあります。切り替えが苦手なのです。

そうなると「明日から出直そう。今夜は眠ろう」とベッドに入っても、叱られたことが頭の中でうずまいて悶々としてしまい、なかなか眠れないということもあります。

そんなときは、そこから離れよう、離れようと意識してもむずかしいのです。頭をガラッと切り替えて、たとえば、幼稚園のクリスマス会や小学校の遠足、中学・

高校時代の部活など、今、置かれている状況とはまったく違う時間・空間に思いをはせてみてください。**楽しかった学生時代のイベントや、美味しかった食事、旅行先で目にした美しい風景、感動した映画やコンサートなど、大満足だった貴重な体験を思い出してもいいでしょう。そうすることで、脳内には幸せホルモンが満ちてくる**からです。

一見、現実逃避のようにみえますが、思いつめてつらい気分ですごしたり、その結果、眠れなくなってしまうよりも、もっといえば、翌日に悲しさや悔しさを持ち越すよりもよほどましです。

少なくとも係長に対して怒りの感情をもつよりも、楽しいことを考えたほうが精神的に安定するのは、誰にでもわかるはずです。

元気のないときはメイクで気力を

リモートワークが推奨された時期に、ある女性から「在宅だとメイクをしなくていいから楽です」という話を聞きました。オンライン会議に出席するときは、一応メイクはするものの、簡単にすませるとのこと。

社内のハラスメントに敏感な時代ですから、男性の上司が部下の女性の服装や化粧について口出しすることは少なくなっているようです。かつては「今日は顔色がよくないね、飲みすぎたのかな」などと、「よけいなお世話」とでもいうべき言葉をニヤニヤしながらかけていたなんて、今なら間違いなく問題視されるケースも少なくありませんでした。

さて、業種や職種にもよりますが、リモートワークから通常の出社に戻り、「メイクが面倒で、出勤が憂うつになっている」という人もいるようです。

でも、ものは考えようで「メイクは元気の素」と自分に言い聞かせてみてはどうでしょうか。自分らしさを表現する手段であり、やる気をアピールするためにはもってこいのツールがメイク。だから「臨戦態勢」を整えるために、ここぞとばかりメイクをしてほしいのです。

そうはいっても、体調がすぐれない朝もあれば、なんとなく気分がのらない日もあるかもしれません。しかし、そんなときこそ、メイクのパワーを借りてしまえばいい。メイクをしながら鏡に向かって、つまりは自分自身に向かって「大丈夫、私は頑張れる」と暗示をかけてみましょう。

メイクのノリが悪い日はヘアスタイルで勝負。ちょっとヘアスタイルを変えるだけでイメージがガラッと変わるのです。

そして、メイクもヘアスタイルもなかなか決まらないときは「これはちょっと派手かな？」と思うくらいのきらびやかなアクセサリーをワンポイントにしたり、いつもより明るい色の服を着たりして、その姿で「いざ出陣」です。

いっそのこと「勝負服」をまとってしまえば、気分も自然に盛り上がってくるでしょう。

人の気持ちは複雑な一方で、きわめて単純という面もあります。メイクやヘアスタイル、あるいは身につけるものをちょっと変える。その自分の姿を鏡で見るだけで、気分は大きく変わるのです。朝、起きたときはグダグダだったとしても、オフィスに着くころにはシャキッとして仕事に臨めるでしょう。

自分をほめて苦しみから脱出しよう

トーマス・エジソンは「これは失敗ではない。この方法ではダメだということがわかったから成功のひとつだ」と語っています。筋の通らない言い訳のようにも聞こえますが、これくらいの強気でなければ、彼が１３００もの発明や技術革新を成し得ることはなかったでしょう。

また、ウォルト・ディズニーは「失敗したからって何なのだ？　失敗から学びを得て、また挑戦すればいいじゃないか」と言っています。こうなるともう開き直りに近いですね。

もちろん、エジソンやディズニーを目指そうということではなく、失敗をおそれる必要はないという話です。

じつは「私は失敗ばかりしている」あるいは「自分は失敗するのではないか」と、いつも強い不安をかかえている……という人が少なくありません。その思いがあまりにも強いと、心理学でいう「失敗スキーマ」になっている可能性もあります。

この場合のスキーマとは、ひとことでいえば自己定義、つまり、自分で自分をとらえたイメージです。「失敗スキーマ」となれば、自分自身で「私＝失敗する」と思い込んでいるわけです。

自分はそこまでひどくはないと思うかもしれませんが、少なくとも「失敗する自分をイメージしている私」が心の奥に潜んでいる可能性はありますね。

スキーマには、その人の過去の経験が深く関係しています。とくに幼いころに受けた影響が大きく、たとえば「あなたは、いつもヘマばかりする」とか「おまえはダメだ」などと親や大人たちから叱られたり、否定的な言葉を聞かされたりした人には失敗スキーマになる人が少なくありません。

あなた自身がそうでなくても、会うたびに「私って、何をやってもうまくいかない」という知り合いはいませんか。仮に自虐ネタだったとしても、失敗スキーマの可能性が高いといえるでしょう。

もし自分が失敗スキーマかもしれないと思い当たったら、そこから「脱出」をはかりましょう。

まず、あなたが「頑張って得られた成果」や「一生懸命に取り組んでうまくいった出来事」などの成功体験を思い出してください。「たまたま運がよかった」「偶然、手にした幸運」でもいいでしょう。

そうすることで「失敗ばかりではない」とわかるでしょう。あとは、それを日々ひたすら繰り返すだけ。「病は気から」というように「失敗スキーマも気から」ですから、それを打破しましょう。

ひとつ実践したいのが「スキーマ・ノート」で、いってみれば日記帳です。その日の成功体験を1行でも2行でもいいから書き留めておきます。もちろん、毎日が成功の連続とはかぎりません。ミスをしたり、叱られたりすることもあるでしょう。そんなときは「スキーマ・ノート」に失敗した話として書きます。ただし、記録すると同時に、以前の成功体験に必ず目を通す。つまり、その場で成功の追体験をしてほしいのです。

失敗は一度書いたらそれでおしまい。成功は何度でも味わうというのは、自分にとって都合のいい話ですが、それを続ければ失敗スキーマから脱出できるのです。

そもそも、失敗は誰もが経験するものです。先輩や上司、さらには役員や社長だって、若いころから成功だけで生きてきたなどという人はいません。

自己過信をやめれば失敗を回避できる

「1件の重大事故の裏には、29件の軽微な事故と、300件のケガに至らない事故がある」という話を聞いたことがありますか。「ハインリッヒの法則」と呼ばれ、労働災害におけるケガの程度を分類したものです。

仕事のミスも同様ではないでしょうか。つまり、ひとつの大きな失敗の裏には、29の見過ごすことのできない間違いと、300の些細な、しかし要注意のミスが潜んでいるという話です。

些細なミスとして、たとえばデータの入力ミスや、電話での言い間違い・聞き間違いなどが考えられます。もちろん、自分で気づいて入力し直したり、言い直したり、相手から聞き返されて言い直したり、あるいは、相手にもう一度言ってもらうなど、その場でミスをカバーすることもできます。

しかし、文字が一文字、あるいは数字がひとつ間違っていただけで、大きなトラブルになるケースもあるわけです。

よくあるのは、テンキーを使った数字の入力で「7」を入力するつもりが、隣の「8」だったり、ひとつ下の「4」にしてしまうケース。入力する数字が「5」の場合、まわりのすべての数字に誤入力の可能性があります。ましてや数字がひとケタ間違っていたら大騒ぎになるでしょう。

また、「配布」と「配付」、「回答」と「解答」などの同音異義語は間違えやすく、変換ミスで「公開」を「航海」にしてしまったなどという笑える話もあります。

このような人の手による入力ミスは、確認をすれば気づく単純なものなので、失敗を繰り返さないことが大切です。

もっと大きな失敗は、自己過信から生まれる場合も多いようです。

たとえば、上司や先輩から「このようにやって」と命じられた仕事は、まずは、そのとおりにやってみるべきです。もし疑問が生まれたり、もっと効率的な方法をみつけたりしたら、それを報告・連絡・相談するのが先です。「私はこちらのほうがいいと思ったので、その方法でやってみました」なんていうのは、失敗のもと以外の何ものでもありません。

逆に、新人や若手から「こうしたらどうでしょうか」と提案された場合は、ぜひとも検討すべきです。

往々にして、新人や若手には「失敗をおそれない気持ち」があります。きちんと話も聞かず、頭ごなしに「これまでどおりでいい」などと言い捨ててしまっては、新しい芽を摘んでしまうことになるかもしれません。

後輩たちに失敗させないためには、自分の失敗談を話してあげるのもひとつの方法です。「恥ずかしい」かもしれませんが、会社にとっては失敗が繰り返されるよりも未然に防いだほうがいいに決まっています。同じ失敗、似たような失敗は少なくなるはずで、会社にとってプラスになるでしょう。

いい子はやめ、素の自分で振る舞う

他人の評価を気にする気持ちは誰にもあります。でも、なかにはそれが過剰すぎる人もいます。こうなると、周囲から「八方美人」や「コウモリ」と言われ、逆に評価を落としかねません。

ちなみに、「コウモリ」とは『イソップ童話』の「卑怯なコウモリ」という物語に由来しています。この物語の中で、コウモリは鳥たちの前では「私はみなさんと同じ鳥の仲間ですよ」と言い、獣たちの前では「私は鳥ではありません、みなさんたちの仲間です」と話していました。コウモリがこんなことを言ったのは、「どちらにも仲間だと認めてほしい」という気持ちからだったと思いますが、その気持ちとは逆に、両方から爪弾きにされてしまいます。

「卑怯なコウモリ」は子ども向けの童話ですが、「八方美人は結局、誰の信頼も得られない」という大人に向けた教訓がとてもわかりやすく描かれているのです。

じつは、私の知人にも、このコウモリと同じ失敗をしそうになった人がいます。テレビ局の制作室で働いている若手で、「誰からもいい人と思われ、みんなに認められたい」と願っていたそうです。しかし、それはかなりむずかしいことで、「卑怯なコウモリ」にも描かれているとおり、リスキーなことでもあります。

実際、彼も複数の先輩たちの要求に同時に応じてしまったため、「なんだアイツ、オレにはこう言っていたぞ」「えっ、オレには違うことを言っていたのに」ということになり、周囲の信頼を失いかけていました。

ただ、幸運だったのは、彼を気にかけてくれる先輩がいたことでした。ある日、その先輩に呼び出され、「みんなに迎合しようとしても、八方美人は嫌われるだけ。最終的に、どこにも居場所がなくなってしまうぞ。結局嫌われてしまうなら、最初から正直に自分の考えや気持ちを口に出したほうがいいんじゃないか」と、歯に衣きせぬ指摘をしてもらえたのです。

繰り返しになりますが、**「誰からも愛されたい、認められたい」なんて無理なことです。たとえ一時的にそれができたとしても、長続きしません。**それでもさらに頑張って続けていると、強いストレスで自分らしさを失うでしょう。

自分をさらけ出すことが大切です。正直に素直に振る舞う……これこそが自然です。人間関係もうまくいき、ストレスも少なくなると思います。

ストレスは小さく砕けば発散しやすい

「別れた恋人のことが忘れられない」という経験は誰にでもあると思います。大切だった人との別れはかなりのストレスになる出来事ですから、仕事も上の空になってしまうこともあるでしょう。そうなると、ふだんなら絶対にしないようなミスをしでかし、さらに大きなストレスを抱え込んだりします。

アメリカの精神科医トーマス・ホームズとリチャード・レイは、生活の中で起こる出来事別のストレスレベルを調べたことで知られています。それによると、「愛する人との別れ」はレベル73で、「配偶者の死」に次ぐワースト2位の大きなストレスになるそうです。ちなみに「配偶者の死」はレベル100です。

このように大きなストレスだから仕事も上の空になってしまうのですが、でも私たちは、なんとかそれを乗り越えなければなりません。では、どうすればいいのでしょうか。

私は「大きなストレスは小さく砕いてみましょうよ」とアドバイスしています。大きなストレスは乗り越えるのがむずかしくても、小さなストレスなら乗り越えられるはずだからです。

ストレスを砕くとはどういうことなのか。それは大きなストレスの全体像を客観的にとらえ、それがなぜ生まれたのかをひとつずつ細かく分析し、対応を考えることです。そして、対応できる問題はすぐに解決して、どうしようもないと思えることは「仕方ない」と割り切る。このように心がければ、どんなにつらい出来事でも意外と早く乗り越えられると思います。

たとえば、恋人との別れがつらいと感じていたら、どうして別れることになったのか、小さな言葉のやりとりまで細かく思い出してみましょう。恋人との別れという大きな出来事も、意外と些細なことの積み重ねで生まれたことに気づくはずです。

タレントの好き嫌いや音楽の好みといった些細なことから喧嘩になり、勢いで別れ話になってしまった、というケースもあるでしょう。それなら、勇気を出してあなたのほうから「もう一度、話し合いませんか」と、問題解決に一歩踏み出してみましょう。相手も、別れたことにショックを受け、後悔しているかもしれません。お互いに意地を張っていると取り返しがつかなくなってしまいますから、恥ずかしがらずに、できるだけ早く、こちらから折れることです。

逆に、「価値観が合わないから別れることになった」とわかったら、その別れを

「次のステップを踏み出すチャンス」と思えばいいだけです。当然、別れによるストレスも消えていくはずです。

K子さんは、7年間交際を続けていた恋人と別れて悩んでいました。そこで、「ストレスを細かく砕いてみては」とアドバイスしたら、わずか1か月後に別な男性と知り合い、交際するようになりました。

前の恋人と別れた当初は、ストレスで食事も喉を通りませんでした。でも、彼とのことをいろいろ思い返してみたら、7年間もつき合っていたにもかかわらず、将来の話が一度も出なかったことに気がつきました。「きっと、結婚するつもりがなかったんですね。もしかすると、もともと相性が悪かったから、そういう話にならなかったのかも。そうとわかると、ストレスがスッと消えていきました。そして、目の前に素敵な男性が現れたんです」

大きなストレスを一気に解決しようとすると、心の別な部分にさらなるストレスがかかるため、あまり好ましくありません。どんなに大きなストレスでも小さく砕いてしまえば、いつの日か消えます。あせらないで長い目で見ることも、ストレスを乗り越える大切なコツと覚えておいてください。

フラストレーションを解消するコツ

ふだんはおだやかな人なのに、ちょっとしたことで腹を立ててどなる人がいます。些細なことで爆発する人は、フラストレーションに対する抵抗力が低いと考えられます。**フラストレーションとは、自分の欲求が満たされずに生まれる欲求不満状態です。**

ところで、あなたは、スーパーのレジなどに並ぶとき、どんな態度でしょうか。次の4つから選んでください。

①左右の列を比べて、早そうな列にパッと移る
②レジを選んだら、黙って順番を待つ
③ブツブツ独り言を言いながら待つ
④できるだけ列を短くしようと、前の人にくっついて待つ

①を選んだ人は、的確な状況判断ができない人です。列を移っても早く進むとはかぎりません。
②を選んだ人は、言うまでもなく辛抱強い性格。フラストレーションに対する抵抗力もかなり高いと考えられます。
それに対し、③を選んだのは耐性が低い人。独り言はストレスを発散させるためですが、それでも発散しきれなくなると爆発します。

そして④を選んだ人は、他人のことをあまり考えない、わがままなタイプです。前の人に体を寄せれば不快感を与えますが、列が早く進むわけではありません。自

分の感覚や考えを押しつけようとしているだけです。

もし、あなたが③を選んだとしたら、次に紹介するような考え方をして、フラストレーションに対する抵抗力を高めるといいでしょう。

1. **フラストレーションを見つめ直す**……あなたの目の前にある障害は、考えているほど困難なものではないかもしれません。冷静になって、その障害を見つめ直してみましょう。

2. **自分で障害を取り除く**……障害を自力で処理するよう努めましょう。「むずかしい」と思うのは、今までやったことがないからで、「やったら意外と簡単だった」というケースはよくあります。

3. **人に八つ当たりしない**……いくら頑張ってもできないとわかると、周囲に八つ当たりする人がいます。そんなことをしても状況は変わりません。静かに受け入れましょう。

4. **謙虚な気持ちを忘れない**……欲求不満を感じるのは、相手より自分の能力が高いと考えているからです。対等な関係なら、待たされてもイライラは感じないはずです。

大事なシーンで頭が真っ白になる前に

大事な面接やプレゼンの席では、いつもアガって頭の中が真っ白になってしまうという人がいます。また、あわてていると、ドアの鍵を開けるといったふだんなら簡単にできるようなことも失敗しますが、これもアガるのと同じ状態なのでしょう。

ここぞというとき頭の中が真っ白になり実力を十分に発揮できなかったり、本来なら簡単にできることを失敗ばかりしていると、イライラしたりムカツキますね。その結果、ますますうまくいかなくなるという負のスパイラルに陥るのです。

なかには、「アガリ症だから仕方がない」と、治らない病気のように思っている人もいるようです。しかし、次のことを実践すれば、どんなに重要な局面でも自分の実力を最大限に発揮できて、イライラやムカツキを感じることもなくなります。

①準備を怠りなく整えておく

大事なシーンで緊張するのは、想定外のことが起きる可能性を考えて、不安な気持ちになるからです。それなら、その不安を小さくするようにすればいいのではありませんか。

未知の世界に挑む宇宙飛行士は、ありとあらゆるトラブルを想定した訓練をして自信を得るそうです。それにならって、万全の準備を整えておくようにしましょう。同僚に協力してもらって質疑応答の練習をするのもいいでしょう。プレゼンがうまい上司からアドバイスをもらい、それを実践するのも効果的です。

また、忘れてはならないのが、その場の環境を把握しておくこと。よく、受験のときは、あらかじめ受験会場へ行き、交通手段を確かめておくといいと言われますが、プレゼンの場合も同じ。その場で使うパソコンやプロジェクターなどの使い方に慣れておくことが、滞りなくプレゼンを成功させるために必要です。

②親しい人と美味しい食事を

アガることと脳の働きには深い関係があって、脳の働きをよくしておけば、アガりにくくなります。そこでおすすめなのが、面接やプレゼンの前日に、親しい人と美味しい食事をとることです。

食事には手や唇、舌を同時に使います。すると脳の神経細胞の働きが刺激され、脳の働きがよくなるのです。そのため、認知症の治療でも、箸を使って豆類を食べてもらう方法が取り入れられているのはよく知られるところです。

美味しい料理を選んでもらいたいのも、舌の神経をより強く刺激するためです。舌の味蕾《みらい》細胞は美味しい味に触れると活発に働き、それにともない脳の神経細胞も活性化します。

ただし、いくら美味しいものを食べても、一人で食事をしていては脳が刺激されません。ひとこともしゃべらず、ただ目の前にある食事を口に運ぶだけの孤食では、脳の働きをよくできないのです。人によってはそれがストレスになって、脳に悪い影響を与えてしまうかもしれません。

大切な試験やプレゼンの前には、仲間や家族と美味しい物を食べて楽しむと、脳がリラックスして、脳を活性化できるでしょう。

アガリ癖を吹き飛ばす

「もうこれで大丈夫。アガらないはず」と事前の対策に万全を尽くしたつもりでも、プレゼンや面接の時間が迫ってくると緊張するものです。とはいえ、実際に自分がどれくらい緊張しているかは、わからないと思います。

そこで注目したいのが、緊張や不安を感じたときに無意識にやっている行動です。これは「自己親密行動」と呼ばれるもので、何度も繰り返し髪の毛をさわったり、頬づえをつく、腕を組むなど、自分で自分の体に触れる行動のこと。このようなしぐさに気づいたら、緊張している証拠です。

大事な発言の場で、体に触れながら話していると、聴く側にも無意識のうちにこちらの緊張が伝わってしまい、あまりよい印象を与えません。そんな空気が跳ね返ってきて、当然あなたもイライラを感じるでしょう。そうならないために、とっておきの対処法を紹介しましょう。

①愛用品を握りしめる

サッカーやバスケットのワールドカップ、あるいはオリンピックといった国際的なスポーツ大会のテレビ中継を観ていると、選手がネックレスやブレスレットをしたまま試合に出場しているのを目にします。激しく動きまわるには邪魔になりそうで心配ですが、どうやら彼らはお気に入りのアクセサリーのおかげでアガらずにすんでいるようです。サッカー選手たちが付けているミサンガのようにお守りがわりに付けている人もいますし、**愛用品を身につけるのは心理学的に見ても効果的です。**

そんなわけで、重要なプレゼンや面接など緊張する状況では、手の中に収まる小さな愛用品を握りしめるといいでしょう。

②サイキングアップする

人前で発言するときには、適度な興奮状態のほうがうまくいくようです。興奮するとアガリやすくなる気がしますが、リラックスするのとは逆に、心理的なウォーミングアップで自信をつけるようにします。このように精神的な興奮を高めて重要な場面に挑むことを「サイキングアップ」と呼びます。

最もよく取り入れられているサイキングアップは、音楽です。映画『ロッキー』

のテーマソングを聴くと気分が高揚しませんか。ボクシングやプロレスはもちろん、プロ野球の試合でもホームチームの選手が打席へ向かうときにはテーマ曲が流れます。スポーツ選手のなかには試合直前までヘッドホンをしている人もいますね。彼らもサイキングアップをしているのです。

ヘッドホンをしていれば集中できますから、大事な場面の直前まで好みのアップビートな曲を聴いて気持ちを盛り上げましょう。

③輪ゴムを手首にはめてパチンとする

最後に、プレゼンや面接が始まってからもできる、意外なアガリ防止術です。

あらかじめ輪ゴムを手首にはめておきます。そして、緊張が高まり、頭が真っ白になりそうになったら、**輪ゴムをつまんでパチンと手首をはじきます。すると、その瞬間、平常心を取り戻すことができます。**これだけで心のゆとりが生まれます。

これは「逆境指数」（ＡＱ：Adversity Quotient）を高めるためのテクニックとし

て有名なものです。過去22回のアメリカの大統領選挙を分析したところ、ＡＱの高い候補者が当選した回数は21回にも達していたそうです。

世の中には、学校の成績が優秀だったのに出世できない人がいる一方、勉強は苦手だったのにビジネスで成功している人もいます。なぜこんなことが起きるのかといえば、そこにはＡＱが高いかどうかが大きく影響しているのだとか。

2章

人間関係をスッキリさせたい

どなられても、忘れるが勝ち

パワハラ、セクハラという言葉が社会に浸透したせいか、最近のオフィスでは、そうした被害が多少なりとも減ってきてはいるようです。とはいえ、いまだに部下たちの前でどなられたり、上司や先輩社員に身体をさわられたりする例が、まったくなくなったわけではありません。

暴力的な行為などは、もってのほかで、机を叩いて威嚇したり、人格を否定するようなことを言ったりするのもパワハラです。また、仕事を与えなかったり、必要な情報を伝えなかったり、仕事と関係ない行動を強要したりするのも、すべてパワハラです。常識的に考えると、誰もが被害者にも加害者にもなりたくないはずです。

そもそも最近の若い人は、親からどなられた経験がほとんどないようです。昭和の時代には頑固オヤジも珍しくなく、隣近所からどなり声が聞こえてくることもありましたが、今どき、そんな父親はそうそういないでしょう。

また、町内に一人くらいは口うるさいおじいさんがいて、よその家の子どもでも、イタズラしたり、危なっかしいことをしたりすると、容赦なくどなりつける光景が見られました。

ただ、それは「そんなことをしちゃいけないよ」「危ないよ」という、しつけだったり、事故やケガを防ぐためだったりというケースが多く、いってみれば「親心」だったのかもしれません。

そういえば、最近、どなる人を見かけないなと思っていたら、役所の窓口でこんな場面に出くわしました。

「申し訳ありませんが、こちらではお取り扱いできません」

という女性職員に、高齢の男性が、

「ふざけるな！　よその窓口で、ここに行けって言われたんだぞ。それでも公務員か！」

などと、どなり散らしているのです。女性職員が泣きそうになりながらも、一生懸命に対応していますが、男性はまるで聞こうとしません。

見かねたほかの職員が現れて再度説明すると、

「ああ、そうかい。わかったよ。それにしても不親切だな」

と毒づいて、その場を去りました。察するに、男性が窓口を間違えていたようです。

「キレる高齢者」だの「暴走老人」だのという言葉を見たり聞いたりします。私が診察したわけではないので、想像の域を出ませんが、もしかしたら認知機能の低下ではないかという気もします。あるいは、視力や聴力の低下という可能性もあります。

でも、自分の間違いでもないのにどなられたとすれば、これほどムカつくことはありませんね。「どなる」を漢字にすると「怒鳴る」で、怒りの感情をむき出しにされたわけで、どなられたほうは不愉快きわまりないでしょう。

そんな不愉快さは、その日のうちに、いえ、そのあとすぐにでも消してしまいたい……。すぐにできるのは、化粧室に行くことです。

まず、鏡に自分の顔を映してみてください。もしかしたら、目が三角になっていたり、吊り上がっていたりして「怖い顔」になっているかもしれませんが、早くいつもの顔に戻したいものです。

そこで、冷たい水で手や顔を洗います。それだけで少しは冷静になれるはず。

そのあと、鏡に向かってニコッと笑ってみましょう。どなられたショックで、ひきつった笑い顔になっているかもしれません。

最後に「3秒くらい吸って、6秒くらいで吐き出す」という深呼吸を3回繰り返せばできあがり。もう一度、鏡に向かってニコッとすれば、さっきよりも自然な笑顔になっているはずです。「怒りの感情は6秒で消える」という説もありますから、高ぶった感情も収まるのではないでしょうか。試す価値はあるでしょう。

これは心理学の「人は悲しいから泣くのではない。泣くから悲しいのだ」という「ジェームズ＝ランゲ説」を応用した方法です。つまり「不愉快だから怖い顔になるのではない。怖い顔だから不愉快なのだ」という自分を「ご機嫌だから笑顔になるのではない。笑顔だからご機嫌になるのだ」に変えてしまおうというわけです。

不愉快な思いをしたとき、心がモヤモヤするときは、鏡に向かって笑いかけてみて、気持ちを切り替えることを実践してください。

失敗は人に話せば楽になる

社内の一斉メールや部署内のグループＬＩＮＥがある現在でも、関係者が一堂に会しての会議は設けられます。もっとも、リモート会議をしている企業や団体も少なくありません。

会議は議論の場であると同時に、情報共有の場です。顔を見ながら会話するほうが、出席者の記憶に残るのでしょう。

コミュニケーション理論のひとつに「メラビアンの法則」があります。カリフォルニア大学の名誉教授アルバート・メラビアンが提唱したもので「表情や視線、ボディランゲージなどの視覚情報が相手に与える影響は55パーセント、声量や話すスピードなどの聴覚情報は38パーセント、そして、言語情報は7パーセント」というものです。言葉だけでは1割にも満たないというわけです。

ところで「ビジネスで大切なのはホウレンソウ」という言葉を聞いたことがありますか。「報告・連絡・相談」から、それぞれ頭の一文字をとってつなげた「報・連・相」のことで、たしかに組織には欠かせないものです。

そして「いい話なら事後報告でかまわないが、悪い話ならすぐにしなければいけない」というのもビジネスでの鉄則です。つまり「順調に物事が進んでいるときのホウレンソウは急がないが、アクシデントやトラブルが起きたら、一刻も早くホウレンソウが必要というわけですね。たしかに、問題が起きたときには、報告が早ければ早いほど、傷は浅くてすみます。

そういっても、自分の失敗となると、「大事になるまでに何とか自分で解決したい」とか、「できれば、ごまかしたい」と思うのもありがちな話。しかし、**組織においては、やはり「悪い話ほどすぐに」が求められます。それが、社内での同じようなトラブルを未然に防ぐことにもつながるからです。**

失敗といえば、こんな話を聞きました。

ある女性が入社したばかりのころ、上司から「これ、FAXで流しておいて。宛先はメモリーにあるから探して」と、1枚の書類を渡されました。

その当時、取引先によっては「紙のほうが安心だから」と、メールの送受信ではなくFAXを利用している事業所もあったのだそうです。

ところが、彼女はそれまでFAX送信をしたことがなかったのです。

「話には聞いていましたが、じつはFAXを使ったことがなくて。まごまごしていたら、そばにいた先輩が使い方を教えてくれたんです。で、送信はしたものの、FAXって送信した書類が手元に戻ってきますね。あれ、送れなかったのかなと思って何度もやり直したんです。すると、上司が笑いながら『届いているから、もういいよ』って言うんです。先方から『わかったから、もう勘弁してくれ』という電話がかかってきていたそうで……」

お昼休みに、その話を同期の仲間に話したら大ウケで、そのおかげで彼女の同期たちは、FAXを送るときには、相手先を確認する、枚数を数えるといった、基本の基を守り、誤送信はほとんどなかったそうです。

失敗談は自分の心にしまっておくより、みんなに公開したほうが自分の気持ちが明るくなります。そして、そんな話をする人は愛されるのではないでしょうか。

職場で友だちをつくる必要はない

仕事の悩みのほとんどは、人間関係に原因があるそうです。

誰だって、よい人間関係でいたいと思っています。しかし、そんな気持ちで接していても、「なんだか避けられている」「浮いている」「輪に溶け込めない」「愚痴を言える同僚がいない」というような悩みが生まれます。

もちろん、解決できるものは解決したほうがいいし、誤解なら解いたほうがいいでしょう。

ただし、あなたが嫌われていたり避けられていると感じても、それは相手の価値観だったり、単なる嫉妬だったり、自分ではどうしようもないことが原因の場合も多いのです。

そんな相手と仲良くなるためにエネルギーを費やすのはつまらないこと。これまで「職場の人とは仲良くしなければ」と考えていたなら、「仲がいいに越したことはない」くらいに、ゆるく考えればいいのです。みんなと仲良くできない自分に欠点があるなんて考える必要はありません。すべての人に好かれて仲良くできる人間などいないのですから、職場の人間関係は、「仕事上のつき合い」と割り切っていいのです。

だからといって、気の合う人とは楽しく話すのに、気の合わない人とは口もきかないというのでは大人気《おとなげ》ないですね。「避けられているようだ」と感じても、気にしないで普通に接するのが最良の対応です。

職場の人間関係は、冷静さを失わずに、明るく大人の対応をすればＯＫです。少しくらい気に障ることがあってもやり過ごしましょう。

どうも気が合わないという人にも苦手意識を持たず、挨拶やお礼はきちんとします。とにかく、最低限のマナーを守り、きちんと仕事をしていれば、好意的に見てくれる人が必ずいるものです。細かいことをいちいち気にしてエネルギーを使うより、仕事をこなすことが、よい人間関係を築く道です。

誤解を受けても淡々と過ごせばいい

よかれと思って口にしたことが相手には悪意ととられる場合があります。それが元でとんでもないトラブルに発展して、「なぜわかってくれないのだろう」とイライラしたことはありませんか。ひどく落ち込んで、食事も喉を通らなくなり、家に閉じこもってしまう人もいるのではないでしょうか。

もともとが誤解なので、「そんなつもりで言ったのではない」と抗議したりもするでしょうが、相手もかたくなになり、残念ながら効き目はありません。わかってもらおうとすればするほど反発を受け、イライラは増す一方です。

こんな状況に追い込まれたら、とにかく何も考えずに、とにかく淡々と過ごしましょう。いつも以上に普通の過ごし方をすればいいのです。

じつはこの方法は、大正・昭和初期の精神科医・森田正馬《まさたけ》博士の「感情の法則」を応用したもので、現在も、うつ病や神経症の治療に用いられているものです。

「感情の法則」では、「ある感情は、それに注意を集中すればするほど強くなってしまうが、自然のままにしておけば、ひと上がりしてピークに達した後、自然に下がり、やがてはおさまる」とされています。

つまり、**感情にとらわれすぎたり、無理に打ち消そうとせず、今日なすべきことを淡々とこなしていれば、やがてはその感情の高ぶりが消え、平常心を取り戻せる**わけです。

毎日をいつもどおりに過ごすのは、とても大事です。「喧嘩しようと思ったら、3日考えてからすればいい」と昔の人は戒めました。3日普通に過ごしていれば、怒りの感情が自然に消滅することをわかっていたのです。

誤解されたままだとストレスになり、イライラするという人がいるかもしれません。しかし、あくまでも誤解が招いたことなら、気にしないようにして、相手とも今までと変わらない態度で接すればいいでしょう。

もし、心がざわついたら、「柔よく剛に克ち、静よく動を制す」という言葉を思い出してください。しなやかなものは弱そうに見えますが、かたいものの矛先をうまくそらして、結局はよい方向にいくのです。

「負ける練習」をしてみる

私の学生時代のことですが、友人に「必ずじゃんけんに負ける男」がいました。本人は「自分は勝負に弱い」と気にしていたのですが、〝必敗〟には、本人が気づいていないだけで、それなりの理由がありました。「じゃんけん！」の掛け声がかかると、彼はその時点で指をパーならパーの形にしているのです。はじめから丸見えで、勝てるわけがありません。あせって平常心を失っているわけです。

世の中には、この人のように「勝ちたい気持ち」が強すぎて裏目に出てしまう人がいます。

面白いことに、あるビジネス塾では、まず負ける練習をさせるといいます。負ける練習があるのかと不思議ですが、それは「後出しじゃんけん」だとか。後出しじゃんけんなら、相手が出した手を見て、自分の手を出せばいいので、確実に負けられます。

ところが、簡単にはできないようで、相手がチョキを出すと、反射的にグーを出してしまい、グーならパーを出してしまうそうです。これは、日ごろ、いかに相手に勝つことを考えて行動しているかの証拠です。

勝ち負けの確率は1対1です。ところが、たいていの人は勝ちたいと考えています。「勝たなければ」と思って、力みが出ます。そして、気負うほど心も体も硬くなるし、負ければ必要以上に落ち込んでしまいます。

勝つに越したことはないけれど、人生でも試合の場合でも、勝つ人がいれば負ける人もいるのが世の中ではありませんか。

「負けるのは大変なことではない。よくあることだ」

こう考えていれば、負けたときでもすぐに平常心を取り戻せます。

負ける練習は、「負けもまたよし」という考え方のトレーニングなのでしょう。

負けたときに、「力が足りなかった」と素直に認められればいいのですが、自己弁護をしたり、相手に文句を言う人もいます。負けたダメージからうまく回復できず、平常心を失ってしまうのでしょう。

負けもまたよしと考えられるようになると、勝負にこだわることがなくなり、心のバランスをくずさなくなるのです。

嫌われることをおそれない

誰でも「人から好かれたい」と考えるのは当然です。しかし、その思いが強すぎると、何か大切なものを失ってしまいそうな気がします。

人はそれぞれに個性がありますから、人間関係で「あの人とは波長が合わない」とか「理由はないんだけど、なんとなく苦手」という場合もあります。そんなときには「嫌われることをおそれない」という覚悟を持ってほしいのです。

たしかに、多くの人から好かれる人はいます。メディアで「タレント好感度ランキング」などが伝えられ、上位にランクされた芸能人がインタビューに答えている姿をテレビやラジオで見聞きすることがありますね。でも、ランキングが1位の人でも、なかには「あの人、あまり好きじゃない」という視聴者もいるでしょう。実力は認めても、人気があるのを知っていても「でも、私はキライ」と感じる人はいるのです。

選挙では、より多く得票できた候補者が当選します。それが、たとえ1票差であっても勝敗がつきます。ただし、当選はしても、その選挙区には支持しなかった有権者もいるわけです。

一般の人であればなおさら、社内に敵もいれば味方もいますし、友だちや仲間でも「好き・キライ」はあるでしょう。

さすがに「嫌われたい」と思って生きている人はいないと思いますが、あまりに「好かれたい」と考えていると、自分らしさを出し切れず、他人に遠慮するばかりになります。こういう様子は、「そこまでしなくても……」と思われ、かえって距離を置かれるかもしれません。

自分自身の信念があれば、それを曲げたり、引っ込めたりしない勇気も必要です。きっと理解者もいるはずです。

親鸞は「ひとり居て喜ばば　ふたりと思え。ふたり居て喜ばば　三人と思え。そのひとりは親鸞なり」という言葉を残しました。心強く感じませんか。

また、釈迦は「愚かな者を道づれとするな、独りで行くほうがよい。孤独で歩め」といっています。潔さに感服です。

自分が正しいと信じていれば、ときには「嫌われてもかまわない」と考えましょう。そうした潔さがあれば、他人から一目置かれる存在になるはずです。

プライド人間とつき合うコツ

「まだちゃんとした仕事もできないのに、ちょっと厳しく言えば辞めてしまう。しかも、やたらプライドだけは高い」というのが、最近の新人に対する評価だとか。

部下を持ったり、後輩の指導を任されたりした人なら、そう感じたこともあるのではないでしょうか。

でも、愚痴をこぼしていても仕方がありません。部下が上司を選べないのと同様に、上司も部下を選べるとはかぎらないのです。どうなるかはガチャと同じです。

ただ、自分が下の立場だったときは、上が気に入らなければ悪口を言えたかもしれませんが、上の立場になったら、自分の下で働く人の悪口をほかで言うことはできません。

なぜなら、後輩を仕事ができるように育てることが、上に課せられた仕事であり、下の人の悪口を言うのは、自分自身に力がないと公言しているようなものだからです。扱いにくい部下を使いこなせてこそ、あなたの力も認めてもらえるのです。そのうえ、仕事をこなせるようになれば、あなたの仕事も楽になるわけで、一石二鳥です。

では、仕事ができないのにプライドばかり高い新人を一人前にするには、どうしたらいいか。

それには、**まず相手の気持ち、プライドをいったん肯定してやります。**

仕事を頼むなら、「君には簡単すぎるかもしれないが」とか「雑用で悪いけれど」などと言ってから指示します。仕事にミスがあったら、「急がせて悪かった」「ここを直してもらえるかな」というように伝えます。

ほかにも、考え違いを訂正するときなどは、「そういう考え方もあるが、違う方法もあると思うよ」と、いったん相手の気持ちを承認する表現を使います。

「そんなバカらしいことをするなんて」「新人の機嫌をとらなければいけないのか」と思う人もいるでしょう。でも、「ろくに仕事もできないのに生意気だ」とか「何もわからないのに文句を言うな!」と高圧的な態度に出ても、成長しません。

相手の気持ちをまず肯定するのは、クレーム処理のやり方に似ています。クレーム処理では、「おっしゃるとおりです」「お気持ちはわかります」と、まず相手の感情を肯定することが鉄則です。この方法を、扱いにくい新人にも使ってみましょう。

新人に愛想を言うことなんてしたくないなど、つまらないプライドは捨てて、大人の対応をするべきです。そんな思いにとらわれている間は、相手と同じ土俵に立っていることになってしまいます。

言葉の使い方ひとつで、自分の思いどおりに動いてくれるようになるのですから、結局はあなたにとっていちばん得で、心がおだやかでいられるやり方でしょう。

空気が読めない人はスルー

楽しく盛り上がっている席で、人をシラケさせることを言ったり、みんな帰りたがっているのに長々と話し続けたり、つまり空気が読めない人がいます。こんな人のために楽しい気分に水を差されたり、迷惑をかけられれば、ストレスがたまります。

こういう人とはなるべく離れて、仕事中は最低限の関係にとどめ、アフターファイブでも極力接触しないようにしたほうがいいでしょう。

「なんだか、かわいそう。本人に悪気はないのだし。少し気づいてくれればいいのだけど」と、心優しい人は思うかもしれません。

でも、こういう人は、自分が空気を読めていないことも、周囲に迷惑をかけていることにも気づいていません。気づいていないのだから、「自分はこれでいいのだろうか」などと考えたり、改善しようと思うこともないわけです。

これは、自己中心的というわけではなく、**まわりが見えていないからで、相手がどんな気持ちなのか、想像できない**のです。

でも、心配しなくても、こういう人はそれなりに幸せに生きているのです。関われば、疲れるのはこちらばかりでしょう。

また、愚痴っぽかったり、後悔ばかりする人というのも、まわりに負の影響を与えています。そういう人のところには同類が集まりやすく、負のパワーが充満しがちなので気をつけましょう。

「おすそ分け」で幸運の種をまく

「お菓子をもらったけれど、自分では食べきれない」ということがありませんか。しかも、消費期限までそれほど日数がないとしたら、あなたはどうしますか。次の中から選んでください。

①無理をして消費期限内にすべて食べる
②食べられるだけ食べて、消費期限が切れたら捨てる
③消費期限が近づいたら、食べきれない分を人に配る
④自分で食べられそうな分だけとり、あとは、早い時期におすそ分けする

このテストは、食べ物に対する扱い方を聞いていますが、じつは「運を呼び寄せ

る力」もわかるそうです。

①を選んだ人は自分中心で、周囲に対する気遣いができません。料理をつくれば量が多かったり少なかったりするタイプです。人のために何かをしても、よけいなお世話だったりするなど、行動と結果がちぐはぐになりがち。仮に目の前に幸運があっても、気がつかないようです。

②を選んだ人は、食べ物に感謝する気持ちを欠いています。運を呼び寄せることはできず、それどころか、運から見放されることもあります。

③を選んだ人は、物事を合理的に進めているようでも、状況を正確に把握できていないタイプ。たとえば、調味料のストックが「しょうゆは何本もあるのにソースはない」といった感じです。その調味料も賞味期限が切れていたりするでしょう。目の前に運があるのに、タイミングを逃しがちです。

④を選んだ人は、もちろん食べ物に感謝はしているのですが、執着心はそれほどありません。「周囲の人に美味しいものをあげて喜んでもらいたい」という優しい

気持ちがあります。こうした人には自然に人が集まり、運も寄ってきます。

さて、あなたはどのタイプでしたか。

「おすそ分け」は「お福分け」とも呼ばれます。福も運もめぐりめぐってやってくるものですから、独り占めしようなどとは考えないでください。

電話は長くても5分で切る

ビジネスシーンでは、メールやLINEでやりとりするケースが多くなり、電話を使う機会はかなり少なくなりました。とはいえ、急いで伝えたい用件があったり、すぐに返事が欲しいとき、あるいは、直接、相手と話したい場合、やはり電話を利用します。

ビジネスツールとして電話は便利ですが、時として凶器にもなります。なぜなら、相手が、今、どんな状況かがわからないからです。

たとえば、相手のスマホにかけた場合は、商談中だろうと、車を運転しての移動中だろうと、ことによると、電車に乗る寸前、あるいは降りる寸前で、電話どころではないというときでも、容赦なくコール音が鳴ります。

何よりも気をつけたいのは「折り返しの電話をください」といわれた場合のほかは、こちらの都合で電話をかけているという意識を忘れないことです。

そうすれば、電話がつながったときに、まず「今、電話で話してもよろしいですか」と言って、相手の都合を確認するようになるでしょう。

「都合が悪ければ電話に出ないはず」と開き直る人がいるかもしれません。たしかにそのとおりですが、しかし、仕事で使うスマホは、取引先の電話番号や社名はもちろん、担当者の氏名も登録しているはずですから「ちょっと無理してでも、かかってきた電話に出る」という人は少なくありません。

そこで、現代のビジネスシーンでは、「メールでは間に合わないか」「LINEでは伝わらないか」と考えたうえで「やっぱり電話しかない」という場合にだけ電話をかけるようになってきたのでしょう。

通話内容も用件だけ。時間は2分から3分程度でおさめたいところです。電話で相手の仕事の手を止めたり、移動を妨げたりすると、それこそいい迷惑です。もしも駅のプラットホームで電話を受けたとすれば、2、3分で用件をすませれば次の電車に乗れますが、5分も10分も話していたら、電車を乗り逃すことになるでしょう。

急激な進歩をみせる通信機器ですが、**どれほどデジタル化が進んでも、使うのはやはり人間で、使い方もその人次第**ということです。

肯定から入り、ゆっくり話す

周囲から好かれる人が話すのを聞いていても、相手を必要以上にほめたり、美辞麗句を連ねたりといった感じはしません。もちろん、きつい言葉遣いこそしませんが、ごく普通のしゃべり方です。それでも、なんとなくおだやかで、たしかに人に嫌われることはなさそうだなという気がして、不思議に思っていました。

あるとき、ラジオで女性二人の対談番組を耳にしたとき、その謎が半分くらいは解けたように感じました。一人はわりと早口で話しますが、もう一人は、ゆっくり話していたのです。

早口の人は、頭の回転が速いのでしょうか、まさに立て板に水のごとく、自分の意見をけっこうな勢いで話します。それに対して、ゆっくり話す人は、一つひとつの言葉をかみしめるような話し方でした。

対談はディベートではありませんが、最初のうちは、ゆっくり話す人が早口の人に押されているような印象を受けました。ところが聞いているうちに、ゆっくり話す人に、なぜか共感できるように思えてきたのです。

しかも放送後、対談の内容を思い出そうとすると、早口の人の話はあまり覚えていなかったのです。おそらく、ひとつのことを伝えるのに、いくつもの言葉が飛び出したせいで、聞いていて、注意力が散漫になってしまったのかもしれません。

知り合いのドクターの話でも「患者さんのなかにマシンガントークのような話し方をする人がいて、こちらがついていけないときがある」そうです。

早口で話す人のなかには、勢いだけでしゃべってしまう人もいます。ときには、興奮のあまり、言わなくてもいいことなのに、つい口を滑らせたり、余計なひとことを付け加えたり、あるいは相手を否定したり……。その結果、相手の気分を害することもあり得ます。

一方、**ゆっくり話す人には「何をどう言えば相手に伝わるか」を考えながらしゃべっている傾向がある**ようです。

先日、ある会合で久しぶりに会った人がいて「そういえば、この人はゆっくり話すタイプだった」と思い出し、あいさつをしてから、こんな話をしてみたのです。

「いつもゆっくりとお話しになるのは、何か考えてのことですか」

「いいえ、ただ反応が遅いだけですよ」

「それはご謙遜でしょう。たとえば言葉を選んでいらっしゃるとか……」

「言葉そのものは選んでいませんよ。そんなにボキャブラリーが豊富なわけでもないので。ただ、できるだけわかりやすい言葉を使うように心がけています。もうひとつは否定語から入らないように気をつけていることでしょうか」

「否定語ですか？」

「はい。相手から何か言われたときに、たとえば『違う』とか『ダメ』と最初から言いきってしまうような返事は避けて、いったんは『なるほど』と受け止めるんです。で、ひと呼吸おいてから『こうしたらどうかな』とか『私はそれよりもあっちのほうが好きだな』なんて言い換えてしまうんですよ」

なるほど、そういう言い方をすれば角が立ちませんね。

一度声に出してしまったら、その言葉を消すことはできません。あわてて訂正しても、相手の記憶には残ります。それが気に障る言葉であればなおさらで、ことわざにも「口は災いの元」とあるとおりです。

それを防ぐには、言葉そのものを吟味するよりも、発言の内容を頭の中で考えて、言っていいのか悪いのかを判断してから口にするといいでしょう。

NHKでニュースが読まれるスピードが聞きやすいという人も多いと思います。アナウンサーが読むのは1分間に原稿用紙1枚弱、つまり300字くらいのスピードといわれていますから、話す速さの目安にするといいかもしれません。自分の話すスピードが速いと思ったら、途中でひと呼吸おいてみてください。

短所を長所に言い換える

「私は周囲の人から好かれていない。短所ばかりで長所などない」

そんな思いにとらわれたことはありませんか。「仕事はテキパキできないし、気の利いた会話もできないし、オシャレやメイクも苦手で見た目もパッとしないし」もし、こんなふうに自分自身でダメ出しを連発していたら、ただただ、へこんでしまうでしょう。

ここで、ちょっとした心理ゲームをしてみましょう。設問に「YES／NO」で答えるものなので、深刻に考えず、気軽にトライしてください。

□何かをやろうとするとき、やる前からダメだと思って、なかなか行動に移せない
□成功しても、自分の力でできたとは思えない
□ものごとがうまくいっても何となく不安になる
□失敗すると、失敗そのものだけではなく、自分自身を責めてしまう
□自分の主張よりも周囲に合わせることが大切だと考える

□自分自身のはっきりしたイメージが持てない
□長所をアピールするのは苦手
□自分が望んでいなくても、一度決まったことには従う
□不満に思っていても、それを変えようとする勇気はない
□ほめ言葉よりも非難の言葉に納得してしまう

さて、10項目のうち「YES」がいくつありましたか。

5つ以下だったら何も心配はいりません。ちょっと消極的な人といったところでしょう。しかし、6つ以上が「YES」だった人は、自己評価の低い人といえそうです。

自己評価の低い人は、とかく否定的に考えがちで、設問にもあるとおり、自分のミスを許せなかったり、ほめられても手放しで喜べなかったりします。遠慮深さは美徳のひとつですが、それも度が過ぎると、必要以上に自分を責めてしまい、心を

すり減らすことになります。

自己評価が低い人、あるいはそうした傾向がある人には「言葉の言い換え」をおすすめします。たとえば「気が小さい」なら「注意深い」、「気が短い」なら「決断が速い」とするのです。

「自分の考えを軽々と口にしない」のは「思慮深い」からで、「あいまいなことを言う」のは「相手を気遣っている」からだというわけです。

ほかにも「根気がない→開拓精神が旺盛」「行動力に欠ける→落ち着いている」「消極的→奥ゆかしい」「非常識→発想がユニーク」「冷たい→論理的」など、いくらでも言い換えられます。ポイントは、マイナスイメージをプラスイメージに変換してしまうこと。つまり、見方を変えてしまうわけです。

見方を変えることのたとえとして、円筒形の物体があります。筒を思い浮かべてください。その筒を上から見れば円形ですが、横から見れば長方形。つまり、同じものでも見る角度によって形が違いますね。

もし、自己評価の低さに思い当たったら、言葉の言い換えを利用して、自己評価を高めてください。

ちなみに、さきほどの心理ゲームで「YESがゼロ」だった人は、自己評価のきわめて高い人となりますが、自己評価の高い人には「プライドが高い、根拠がなくても自信をもてる、失敗を引きずらない」といった特徴があります。自己評価の低い人からすると、とてもうらやましい人なのか、あるいは、とんでもなく鈍感な人なのかは想像できませんが……。

目指す人のマネをする

あるオフィスで交わされた会話です。

「最近の主任、課長に似てきたようだけど」

「そう、昇進してからとくに。部下に『基本的にはそれでいいよ』と言うところなんて、課長にそっくり」

「ネクタイも課長のセンスをマネしているようで」

「わかる。けど、中身はまだまだ。課長みたいというわけにはいかない」

「キャリアが違いすぎるもの」

想像の域を出ませんが、主任に昇進した人物の憧れの上司が課長で、その話し方やネクタイの柄をマネしているのでしょう。この課長はなかなかのキレモノのようです。

さて、憧れの人のマネをしたがるのは多くの人に見られる傾向ですが、それは間違ってはいません。

かつて資生堂の社長、会長を歴任した福原義春氏は「自分を磨くためには、大きな人に会うことです」と語っています。

高校球児がプロ野球で活躍するピッチャーの投球フォームに似せて投げたり、一流と呼ばれるバッターの打撃フォームで打とうとしたりするのは、よく見かけるシーン。なかには、バッターボックスに入るところから、憧れの選手と同じ動きをするという人もいるようです。

そうした「マネ」を否定することはできません。「学ぶの語源は『まねる』からきている」という説もあり、**誰かのマネをすることで、その人から何かを学ぼうとする意欲も感じられるからです。姿かたちをマネするのは、いわゆる「形から入る」という行為で、中身はあとまわしでも、マネをしている本人は「すっかりその気」なのでしょう。**

このように憧れの人や目標とする人物のマネをすること自体はいいとして、肝心の中身については、どれほどのマネができているでしょうか。

水鳥は水の上を優雅に進んでいるように見えますが、水面下では、一生懸命に脚を動かしているという話もあります。憧れの上司が、他人の目に触れないところで、どれほどの努力をしているかを想像してほしいものです。

察するに、この課長が「自分はこんなに努力している」と人前で話すことはなさそうですから、主任は「一度、課長から仕事についてお話をうかがいたいと思います。お時間をいただけませんか」と声をかけてみるといいかもしれません。

課長にOKをもらえたら、食事の席などで、これまでの仕事、成功談・失敗談、楽しかったこと・苦労したことなどを聞いてみましょう。お酒が入れば、たいていの人は饒舌になります。さすがの課長といえども、意外な本音が飛び出すかもしれません。

ただし、注意点があります。話を聞こうとする本人が飲みすぎてしまわないこと。どんなにお酒が好きでも、その日は自重。そして、聞いた話を忘れず、翌日からできることは実行に移すのはもちろん、それを持続するようにしてください。

どんなにいい話が聞けたとしても、それを自分のものにできなければ、形だけのモノマネで終わってしまいます。

意外なコミュニケーションのコツ

政治家や実業家が老舗の高級料亭で食事をしながら会談！　などとメディアで報じられると「けっこうな身分だな」と思うのは、庶民のやっかみでしょうか。政財界にかぎった話ではなく、大企業の社長が密談というケースもありますが、じつは、それなりの理由があってのことです。

誰でも、飲んだり食べたりしているときは機嫌がよくなるものです。それが美味しいものならば、よほど嫌いな相手でないかぎり、気持ちのいい時間を過ごせます。政局やビジネスのむずかしい話をしようとしたら食事をしながら……というのも理解できるでしょう。会議室で苦虫をかみつぶしたような顔で向き合うよりも、美味しい料理を味わい、お酒を楽しみながら言葉を交わしたほうが、お互いのためによさそうですね。

ところで、「飲みュニケーション」という言葉を知っているでしょうか。上司や先輩とお酒を飲みながら仕事の話やプライベートの悩みなど、さまざまな話をすることで、「飲み＋コミュニケーション」で「飲みュニケーション」というわけです。昭和や平成の時代で絶滅したわけではないようで、令和の今でも繁華街では上司と部下が飲む姿をよく見かけます。

上司や先輩からの誘いは断るけれど、同僚との飲み会には参加するという女性も少なくありません。いわゆる「女子会」で、聞くところによると、けっこう盛り上がるようですね。

女子会に参加したら、その場を楽しむだけではなく、「こんな素敵な店をどうやってみつけたのですか」と聞いてみませんか。なぜかといえば、「教えてほしい」と言われれば悪い気はしないからです。

たかがお店の情報のやり取りですが、「教えてほしい」「教えてあげる」ということで人間関係の糸が結ばれるわけで、「好かれる」の第一歩はこんなところにもあるのです。

食べたことのないものにチャレンジ

好かれる人のところには、さまざまな情報が集まってくるようです。

もちろん本人が幅広く勉強しているということもあるでしょうが、好かれる人には情報のほうから寄ってくるような気もします。その情報は、仕事に関するものにかぎらず、遊びの情報や、グルメ情報というケースもあります。

「ちょっといいお店がある。食事は美味しいし、お酒も楽しめるのが気に入って。きっと、あなたの好みにも合うと思うから、こんど一緒に」

などと知り合いから声をかけられ、連れて行ってもらったのが、自分には初めての店だったら、どんな料理やお酒を注文しますか。

おそらく相手は、

「今日のおすすめは○○と△△みたい。その料理だったら、お酒は◇◇かな。アレルギーとか好き嫌いは大丈夫？」

というぐあいに、あなたの好みに合わせ、いろいろと心遣いをみせながら料理やお酒を選んでくれるでしょう。

そんなときは、よほど苦手なものでなければ、

「ええ、おまかせします。楽しみです」

と、相手の考えにのってしまいましょう。食べたことのない料理、飲んだことのないお酒だったら、なおさらです。

食通と呼ばれる人は別ですが、普通の人、とくに忙しい社会人は、かぎられた時間内に食べられるもの、ハズレがないもの、あるいは自分の好物など、ひとことでいえば「間違いのないもの」を選びがちです。

そんな生活のなかで、知り合いに連れて行ってもらった初めての店は、新しい料

理やお酒と出合う大きなチャンスというわけです。

初めて食べた料理が美味しければ楽しい気分になり、会話も弾みます。少なくとも貴重な体験になりますし、「いつも」とは違う時間と空間を過ごせば、暮らしに刺激を与えてくれます。

もちろん「私は、食やお酒に対する冒険心も好奇心もある」という人もいるでしょう。新しいお店を見つければ積極的に入り、旅先で「これは郷土料理です」と聞けば迷うことなく注文するような人は、その積極果敢さに磨きをかけてください。

ただし「自分が美味しいと感じたものは誰が食べても美味しいとはかぎらない」ことは、わかっていてください。

飲食店で、隣のテーブルから、

「ねぇねぇ、美味しいでしょう?　私、これを初めて食べたとき衝撃だった」

「う〜ん。そうかなぁ」

という会話が聞こえてきたことがありました。食べ物の好みは人それぞれですから、無理強いは禁物です。

書店ではあまり見ない棚をのぞく

最近、読んで感動した本はありますか。小説ならストーリー展開の面白さだったり描かれている内容の奥深さだったり、あるいは個性的な登場人物に共感したり、逆に反感を抱いたり……。実用書なら「なるほど、こうすればいいのか」とか「そんな考え方もあるのか」など、目からうろこが落ちるような思いを味わうこともあるでしょう。いずれにしても大なり小なり「感動」と呼べるものがあるはずです。

読書の傾向は人それぞれで、恋愛小説が好きという人もいれば、推理小説三昧という人もいます。同じ歴史好きでも、歴史小説一辺倒という人も、時代小説に魅力を感じる人もいるでしょう。また、理論や数字で綴られた専門書や専門誌にのめりこんでいる人も。でも、どれも素晴らしい読書であることに変わりはありません。

さて、**読書好きに提案したいのは、読む本のジャンルを広げてみませんかという話です。たまにはこれまで読んだことのないジャンルにも手を伸ばしてほしい**のです。

「何から読んだらいいのかわからない」という人は、書店や図書館で、これまで行かなかった書棚を眺めてみてください。気になったタイトルがあれば立ち読みすればいいし、どの本を見てもピンとこないのなら、とりあえず片っ端から手に取って、装丁を見たり目次に目を通したりすれば、1冊や2冊は「これ、いいかも」という本がみつかるはず。ジャンルの違う本との出合いは、知識を広げるだけでなく、自分の感性を磨くことにもなります。

マイクロソフトの創業者として知られるビル・ゲイツは「子どものころからたくさん本を読んで、自分でものを考えろと言われて育った。両親は、本や政治や、その他いろいろなことについて、子どもたちを交えて話し合った」と語っています。

「宝島の海賊たちが盗んだ財宝よりも、本には多くの宝が眠っている。そして何よりも、宝を毎日味わうことができるのだ」といったのはウォルト・ディズニーです。

近代哲学の父と呼ばれ「我思う、ゆえに我あり」という言葉で有名なフランスの哲学者デカルトは「良書を読むことは、過去数世紀の最高の人々と会話するようなものだ」といっています。

「じつは私、あまり本を読まないんです」という人には、ポップの王様と呼ばれたマイケル・ジャクソンの言葉を紹介しましょう。

「僕は読書が大好きだ。もっと多くの人に本を読むようにアドバイスしたい。本の中には、まったく新しい世界が広がっているんだよ。旅行に行く余裕がなくても、本を読めば心の中で旅することができるんだ」

いかがでしょう。あらためて書店や図書館に行きたくなりましたか。

ところで「最初は気がつかなかったけど、読んでいるうちに、あ、この本は前にも読んだ」という人がいるかもしれません。しかし、どうぞご心配なく。

18世紀のイギリスで、詩人・小説家・劇作家として活躍したオリヴァー・ゴールドスミスは「良書を初めて読むときは、新しい友を得たようである。前に精読した書物を読みなおすときは、旧友に会うのと似ている」と言っていますから、既読だった本は「懐かしい友との再会」と思えばいいのです。

3章

解決のヒントを発見したい

イメージトレーニングで成功を思い描く

成功をつかみたいとき、心の中で「未来日記」をビジュアル化するというイメージトレーニング法が効果的です。「ビジュアル化するだけで成功するなら苦労はしない」と思うでしょうが、じつは、多くのトップアスリートがこのイメージトレーニング法を利用して世界的に成功しているのです。

トップアスリートたちは「一瞬で勝負がついてしまう」という、きわめて大きなストレスにさらされています。かつて日本人選手は「本番に弱い」と言われてきましたが、それはこの大きなストレスに負けてしまう人が多かったからです。

しかし、「勝負に勝った」というイメージトレーニングを繰り返すことによって、大きなストレスを跳ね返し、多くのトップアスリートたちが大舞台で実力を発揮できるようになりました。近年、「本番に強い」日本人選手が増えているのには、こんな秘密があったのです。

学生やビジネスパーソンも成功したシーンを「未来日記」に書き込み、さらにそれを心の中でイメージしてみましょう。すると、ストレス解消にもなります。

トップアスリートのようなイメージトレーニングのベテランは、試合直前でも一瞬集中するだけで成功のイメージを思い浮かべられるそうですが、初心者の場合、夜寝る前や早朝のベッドの上など、周囲が静かで精神を統一しやすい環境でイメージトレーニングすることをおすすめします。

ベッドの上に楽な姿勢で座ったら、軽く目を閉じて、大きく息を吸ってそのまま瞑想に入ります。まぶたの裏に神経を集中し「ここに映画のスクリーンがある」とイメージします。そして、そのスクリーンに自分が達成したいことが実現している様子を思い浮かべるのです。

ある企業の企画開発室で働く女性は、次回の会議で、自分の企画が採用されることを強く希望していました。会議では、各々が自分の企画を発表し、それが採用されると、新しいプロジェクトチームのリーダーになるシステムがあるそうですが、厳しい選抜があり、いわば狭き門でした。

前回の企画会議では、プレゼン中に顔は引きつり、些細なミスを繰り返しました。結果はもちろん不採用でした。そのことを思い出すたびに緊張してしまい、毎日の仕事が終わると心身ともに疲れ切っていたとか。

こんな状態では正式に採用されるのはむずかしいと感じていたとき、偶然、イメージトレーニング法を知りました。さっそく、**寝る前にベッドで数分間、自分が堂々と企画をプレゼンしている姿、プロジェクトチームのリーダーとして自信を持って仕事をしている様子を想像し始めた**そうです。

そして、このトレーニングを続けるうちに緊張はほぐれ、思いどおりのプレゼンができたそうです。

正式に採用されるかどうかはまだわかっていませんが、「やれることはすべてやったという気持ちになれたので、悪い結果が出ても悔いはありません」と、おだやかな笑顔で語っていました。

明るい「未来日記」を綴る

以前見たテレビCMに、「好きな女性がいるのに気持ちを伝えられない。だから、せめて日記だけでも二人がつき合っているように書いている」というストーリーのものがありました。

人によっては「ストーカーみたいで気持ち悪い」「ひどい妄想」と考えるでしょうが、このように成功したシーンをイメージして日記を書くと、心が明るくなり、その結果に近づいていけるという意外な効果もあります。

これは「**自己成就予言**」という心理によるものです。ある結果を強く思いこむとその後の自分自身の行動に影響が及び、期待していたことが実現する可能性が高くなる現象です。さらに、心地よい感覚を味わうと自然に前向きな気持ちになり、脳の働き（回転）もよくなります。

恋愛ではなく仕事に場面を変えてみましょう。たとえば、現在携わっているプロジェクトが困難に直面している場合に、成功したときの自分の姿や感じる感動を想像して未来日記に書いてみます。すると、自分でも気がつかないうちに行動に変化が起こり、意外なところから問題解決のヒントが見えてきたりするのです。

メンタル的に乗り越えるのはむずかしいと思われていた障害を最小のストレスでクリアできる可能性が高くなるので、ぜひ試してみてください。

ダイエットをしようとか、節約を始めようとか、ふと思いつくことがありませんか。でも「よし、明日から」ならともかく、来週から、来月から、あるいは、新年をきっかけに……などと先延ばしにしている人をみかけます。

年度始めだと都合がいいとか、それなりの準備が必要だとすれば、スタートの時期はたしかにかぎられるかもしれません。しかし、今日からできることもあるはず。そこで、思いついたときに大きな紙に書いて、嫌でも目に入るところに貼ってみましょう。スマホの待ち受け画面に設定してもいいかもしれません。

心理学では「目にすると行動が改善される」という理論が証明されています。たとえば、体重を毎日はかって記録するだけで、結果的にダイエットを成功させたり、家計簿をつけることで支出が抑えられ、倹約に効果があったりします。

とはいえ、大きな夢をかなえようとしたら長い時間、ときには数か月や数年単位という期間が必要になるかもしれません。そうした長期戦に臨むときには、ノートをつけることをおすすめします。

タイトルに夢を大きく書き、それを実現するためにやるべきことをページの左半分に、実際にとった行動をページの右半分に記録していきます。毎日ひとことだけでも書ければ理想的ですが、プレッシャーになるようでは逆効果なので、最初のうちは、ゆるやかに考えてもいいでしょう。ただし、せめて週に一度は書き込みたいものです。

何も書けないときは、これまで書いてきたことを読み返します。これが大切なポイントで、追加したいことや気づいた修正点が、じつは、夢をかなえるためのヒントになる可能性が高いのです。夢までの軌跡であると同時に、未来予想図でもあるわけです。

未来といえば、子どものころから電車の運転士になることが夢だったという人から、こんな話を聞きました。

「なんとか難関といわれた鉄道会社に就職できました。会社ではまず駅務を学び、車掌を経験したうえで、運転士の試験が受けられるという流れになっていますから、当然、私もいつかは運転士、という希望を胸に、最初は駅員として勤務しました。それほど大きな駅ではありませんでしたが、それにしても覚えることの多さと忙しさに圧倒されました。外から見ているのと、内側にいて働くのとは大違いでしたね。どんな仕事でも、きっとそうなんでしょうけど」

とにかく、その日その時、目の前にある仕事をこなすのが精一杯で、休みの日は身のまわりの雑事を片づけるのがやっと。遊びに行くどころか、気分転換に出かけるのも億劫だったそうです。

しばらく、そんな日々が続いたある日。何となく開けた段ボール箱の中から「鉄道会社への道」と表紙に書かれた一冊のノートが出てきました。学生時代に自身が綴っていたものです。それを読み直すと、いくつもの鉄道会社の起源から発展の歴史、そして現状までが記されていて、それに対する感想や、入社試験に合格するために必要な勉強、そのためにかかりそうな日数や時間などのプランが、こまかく書き込まれていたのです。

当時は、憧れの鉄道会社で働いている自分をイメージしながらノートにまとめていたそうです。そして、自分が今、しなければならないのはこれだ！　と目が覚めたといいます。

すぐに新しいノートを買ってくると、表紙に「運転士への道」と書き、日々の仕事、車掌になるためのステップ、さらに運転士を目指すのに必要な事柄をまとめ、自分が何をすればいいか、どれだけの期間が必要かなどを考えて、書き込んでいったのです。

「ただ、がむしゃらに頑張るという人もいますが、私は、この段階ではこう、次のステップではこう、と地道に進めていくタイプなので。その時々の道標となるのがノートなのです」

その後は社内でのキャリアを積み、国家資格の試験にも合格。現在は運転士として活躍しています。

手紙を通じて自分の心を整える

世界的な指揮者の小澤征爾さんのお嬢さんがエッセイストの小澤征良さんです。征良さんは幼いころから自分宛てに手紙を書くのが大好きだったそうです。ある夏を家族と共に過ごして日本へ帰国した後、小澤征爾さんがボストンの家の子ども部屋を片付けようとしたところ、「来年の征良へ」という〝未来の自分宛ての手紙〟が残されていたこともあったそうです。

征良さんが手紙を書いていたのは少女時代ですから、ストレス解消のためではなかったと思いますが、気持ちが不安定だったりストレスに押しつぶされそうな予感がした場合、征良さんのように自分宛てに手紙を書いたり、メールを送るのはとてもよい対処法だと思います。

じつは、ストレスの原因となる悩みの深層には、自分が不当に扱われているという感覚があると指摘されています。たとえば会社でも、「自分の仕事はまったく評価されず、ほかの人ばかりが優遇されている」と感じることがあります。しかし、それは被害妄想であることが少なくありません。

自分に手紙を書くとすると、自分の考え方や行動を客観的に分析しなければなりません。すると、自分に非があったり劣っていた部分があることや、他者が優遇された理由などが見えてきます。 その結果、「自分の考えが被害妄想だったかも」と理解できるようになるでしょう。世間の目はそれほど節穴ではないので、結果には、明確な理由や原因があるものなのです。

こうしてほかの人が成功している理由がわかれば、会社の上司の判断に納得できるようになり、平常心を取り戻せるはずです。

さらに、未来の自分宛てに手紙を書くと、自分の将来の姿を具体的にイメージするようになります。こうして将来の目標が明確になれば前向きな気持ちにもなり、心が元気を取り戻せると思います。

好きなことをきちんと習ってみよう

大学の仏文科を卒業後、旅行会社に就職し、添乗員として仕事を続けていた人がいます。でも、「何か違うなぁ」と考える日々が続いていたのでした。そんなある日、旅行先で食べたスイーツの美味しさに「これだ！」と思ったのです。きっと、自分のやりたい道が見えたのでしょう。

潔く退職し、翌月から通い始めたのが調理師学校のパティシエ・コース。同級生たちのほとんどは、高校を卒業したばかりの若い人たちでしたが、自分自身に「大丈夫、大丈夫」と言い聞かせながら頑張ったそうです。

両親からは「なんでまた」と、かなり反対されたようですが、彼女の意志はかたく、また、大学の先輩の「今しかできないことはあるよ」という励ましの言葉もあって、その道を歩き出したのです。

最初は周囲となじめなかったのですが、隣り合わせた学生から「これ、なんて読むんですか？」と教科書にある漢字を聞かれれば答えてあげたり、フランス語に立ち往生している人に教えてあげたりしているうちに「お姉さん」と慕われるようになったとか。

もちろん、実技の授業はほかの学生と横並びで、年下の人に教えられることも少なくなかったそうです。

そんな中で感じたのは、いくつになっても、自分の夢をかなえるために習ったり勉強したりできるということでした。

パティシエ・コースを修了してからは、あるお店で修業をしています。もちろん自分の店を持つことが夢だそうです。

また、知り合いに、ゴルフを習い始めた女性もいます。

オフィスで上司や同僚たちが楽しそうにゴルフの話をするのを聞いて興味をもっ

たのですが、まったくの初心者で、まず何を用意すればいいのか、何から始めればいいのかもわからなかったといいます。

そこで、ゴルフの練習場で、いわゆるレッスンプロの指導を受けたのですが、いざ始めてみると、むずかしいのと楽しいのが半々。「みんなはどうして楽しめるのだろう?」と戸惑った時期もありましたが、だんだん腕を上げ、それとともに楽しさは倍増。「もう少し頑張って、コースに出るのが目標」と語っていました。

自分の好きなことをきちんと習ってみると、自分なりの明確な目標ができると思います。それは毎日を生き生きと暮らすことにつながるのではないでしょうか。

相手の言葉を繰り返して頭を整理する

話をしているときに、相手の言葉を繰り返して言う人がいます。その人のクセなのかもしれませんが「繰り返すには理由がある」という想像もできます。

ひとつは、繰り返すことで、言った内容に間違いがないかどうかを発言者に確認させるためです。誰にだって言い間違いがあります。本人は伝える内容がわかっていますが、聞くほうからすれば初めての話である場合も少なくありません。そんなとき、意味を尋ねるよりも、相手の言葉を繰り返したほうが手っ取り早いというわけです。

ふたつめは、返事を考えるための時間稼ぎです。また、聞いた話を頭の中で繰り返すよりも、口にしたほうが理解しやすい場合もあります。

そして三つめは、相手の言葉の中に、解決のヒントが隠されていないかどうかを探るためです。

いずれにしても、**相手の言葉を繰り返してみるのは、確認作業として重要**だと思います。

あるライターさんから「インタビュー取材のときにとるメモは、疑問点と、深掘りしたい事柄のチェックだけ」と聞いたことがあります。

取材相手の話は、すべてICレコーダーに録音されていますから、話の内容をメモする必要はありません。また、相手が気持ちよくしゃべっている途中で話の腰を折るのも、インタビュアーとしては不本意でしょう。

そこで、話がひとしきり終わったところで、

「さきほどの○○○○についてですが、××××とおっしゃっていましたね。それについて△△△△という見方もあると思いますが、いかがでしょう」

と質問する。あるいは、

「さきほどの○○○○のお話は、読者も興味をもつと思いますので、もう少し詳しくお聞きしたいのですが」

と、さらに話を聞き出したりするわけです。

もちろん、そのときに「さきほどの○○○○」というフレーズは欠かせません。

「相手の話をきちんと聞いたうえでの質問です」というアピールなので、ただのオ

ウム返しではないのです。
一部の接客業では「お客様の言葉を繰り返すのがキホンのキ」といわれているそうで、これはほぼオウム返しでも成り立ちます。たとえば、
客「このあいだ、ゴルフに行ってね」
店員「ゴルフ！　素敵ですね」
客「ところが、ゴルフ場に着いたら、どしゃ降りでね」
店員「どしゃ降りでしたか！」
客「それでも小一時間したら、それまでの雨がウソのように晴れたんだよ」
店員「よかったですね。晴れたのならコースに出られたんですか」
客「もちろん。でね、なんとホール・イン・ワン！」
店員「それはすごい！　これまでにもホール・イン・ワンはあったんですか」
客「いや、ないない。生まれて初めて」
店員「それは、それは。おめでとうございます」

といったぐあいです。

お客さんが話したいのは、たいてい手柄話や自慢話ですから、言葉を繰り返しながら会話を続ければゴキゲンです。結果的に売り上げを伸ばそうという作戦で、接客業としては王道といえるでしょう。

接客業でなくても、商談の際には相手の気持ちをほぐしたり、気分がよくなるように話を展開したりするのは鉄則ですから、〝繰り返し会話術〟はさまざまなビジネスシーンでも役立ちそうです。

本棚の入れ替えで発想を変える

読書の流儀は人それぞれで、熟読、精読、味読、耽読、多読、乱読など、さまざまあります。なかには、本を買ったものの、ほとんどページを開くことなく、そのまま書棚に積んでおく「積読」の人もいるようですね。

本の「あるある」のひとつが「同じ本を2度、あるいは3度、買ってしまった」というもの。日ごろから読書に勤しんでいる人でも、ときどきあると聞くと、なんだか不思議な気もします。

最近は、本はもっぱら電子書籍という人や、図書館で借りるから部屋に置いてある本は少ないという人もいるでしょうが、それでも書棚には書籍や雑誌が並んだり、あるいは積まれているのではないでしょうか。

もちろん「自分の本棚はきちんと整理されている」と自信をもっているでしょうが、たいていの人の本棚は、ほったらかしのように思えます。そこで、時間があるときに、ぜひ本棚の整理をしてほしいのです。むしろ忙しくても、解決できない問題を抱えているときに、本棚の整理はおすすめです。

引っ越しの準備をしていると、なつかしい記念品や旅行のお土産などが出てきて、つい手を止めてしまうものです。本棚も同様で、最初はタイトルや著者名を見て整理していても、そのうちパラパラとめくりだし、ちょっとだけ読むつもりが、いつの間にか読み込んでいたりしますが、じつは、それがいいのです。

人間の心理効果のひとつに「カラーバス効果」があります。何か意識しているものがあると、それに関する情報が自分の手元に集まる現象です。もちろん、それ以外のものも目に見えていますが、パラパラとめくった本でも、そこで目に留まるのは意識していること、つまり抱えている問題との関連があったり、解決するヒントだったりする可能性が高いというわけです。

じつは音声でも似たようなことが起こります。「カクテルパーティー効果」と呼ばれるものです。たとえば、**混雑した騒がしい場所にいても、自分の名前が呼ばれるとちゃんと聞こえますし、自分が興味のある話なら雑音があっても聞き取ることができます。つまり人間は、無意識のうちに、情報を選択しているのです。**

となれば、パラパラとめくったところに自分の知りたい情報やヒントがあれば、あるいは、何か引っかかるものがあれば、つい読んでしまうのは無理もない話です。

19世紀のフランスで活躍し『谷間の百合』『ゴリオ爺さん』などの作品で知られるオノレ・ド・バルザックは「読書は私たちに未知の友人をもたらす」という言葉を残していますが、書物の中には、読者にヒントを与えてくれる未知の友人がいるのかもしれません。

『かもめ』『ワーニャ伯父さん』『三人姉妹』『桜の園』などの名作をはじめ、数々の戯曲を残し、また小説家としても活躍したロシアのアントン・チェーホフは「書物の新しいページを1ページ、1ページ読むごとに、私はより豊かに、より強く、より高くなっていく」という言葉を残していますから、書棚の整理のときに、パラパラとページをめくると、何かいいことに出合えるかもしれません。

本や雑誌がきれいに並び、問題解決のヒントも得られるとなれば、書棚の整理は一石二鳥といえそうですね。

「積極行動タイプ」はダラダラ日をつくる

ビジネスパーソンのイライラ解消法の調査を見ると、ベスト3は「入浴」「睡眠」「食事」でした。ただし、実際はタイプ別に最良の対処法があります。

些細なことですぐにカッとしやすい人は。ストレスに対して積極的に解消をはかろうとする「積極行動タイプ」です。このタイプは、これまでより仕事量が増えた場合、今まで以上に頑張って仕事をさばこうとします。ストレスを感じていないように見えても、実際はイライラがマックスになりがちです。そのため、ちょっとしたことで爆発してしまうのです。

本人もイライラを解消するために、何か趣味を始めたりしますが、仕事に役立ちそうなものを選んだり、スポーツのように勝敗を競うものでは、「やるからには絶対に負けたくない」などと闘争心を露わにしたり、自分にノルマを課します。家族や友人たちと旅行に行くような、勝敗に関係ないレジャーでも、行った先であれこれ命令口調で指図し、期待どおりにみんなが動かないと怒りを爆発させたりします。**積極行動タイプの人がイライラを解消するには、競争と関係ないものがいいでしょう。**太極拳やヨガなど、リラクゼーションを目的とした運動なら、競争相手もいないので、ゆったりとした気持ちでリラックスできるはずです。

また、このタイプは、常に時間に追われている感覚があり、気がつくと緊張して仕事をしている傾向があるため、休日はダラダラすることをおすすめします。行動派なのでダラダラするのもストレスになるかもしれませんが、昼寝をするとか、散歩に出かけて周囲の景色を楽しむ余裕を持つなど、のんびり過ごす努力をしてみましょう。それが何よりイライラを解消する方法です。

積極行動タイプの人は配転を命じられると、「左遷された」と思い込みがちですが、そんなときこそ「いろいろ覚えるのもいいか」くらいに考えるべきです。

大切なのは、精神の緊張と弛緩をうまくコントロールすることなのです。

「気晴らしタイプ」は問題を見つめ直す

仕事をしていてイライラを感じたら、スポーツジムへ行ったり、気の置けない友人を誘ってお酒を飲んで憂さを晴らす人もいますね。ショッピングや食べ放題の店で気分転換する人もいるでしょう。

思い思いに大いに楽しんでいるわけですから、最も適したストレス対策をしているようですが、そこには見えない落とし穴があります。楽しんで一時的な緊張からは抜け出せても、仕事や人間関係で生まれたトラブルが何も解決していないので、すぐにまたイライラが襲ってくるのです。

気晴らしをしているのに、なぜかスッキリしない、イライラがぶり返してくるという人は、「気晴らしタイプ」です。

このタイプは、イライラの一時的発散が目的で楽しんでいるので、友人とお酒を飲んでいて問題解決のアドバイスをもらっても、聞き流す傾向があります。それでは何も変わりません。気晴らしをしただけで終わるのではなく、イライラの原因としっかり向き合って問題の解決にあたるべきです。

たとえば、職場の人間関係が原因の場合は、きちんと理由を考えてみてください。仕事の進め方に問題はありませんか。考え方や価値観の違いによるものだとしたら、その点について、あらためてその相手と話し合ってみましょう。つまらない誤解や、すぐに解消できる問題が原因だったりもするものです。

要するに、問題から逃げず、向き合って安心感と自信を持てば、仮に問題が解決しなかったとしても、それが原因でイライラやムカツキを感じることは少なくなるわけです。

「否認タイプ」はサッサと気晴らし

すぐに解決できる問題をしまい込んで先延ばしにする……そんな人は「否認タイプ」です。

このタイプは、どちらかというと消極的で、なんでもネガティブにとらえます。

仕事でも、うまくいくように願いながら、まず考えるのは失敗したときのショックです。だから、最初から期待しないほうが楽だと考えます。イライラの原因に対しても正面から取り組まず、見て見ぬふりをしがちです。

否認タイプの人は、気晴らしをしようと思ったりもしません。トラブルが起きても、「運命だから、現状を受け入れるしかない」と何もせず、イライラを解消しようとしないのです。でも、こんなふうに考えていると、だんだん内に引きこもるようになり、何をするのも面倒に感じてしまうでしょう。

イライラの原因には、自分で解決できるものがあります。努力すれば解決できたり、イライラが減らせるとわかっているのに目をそらせていては、問題は悪化するばかりです。まず、目をそらすのをやめましょう。

そのためには、積極的に気晴らしをします。スポーツで汗を流すもよし、仲間とカラオケに行ったりお酒を飲んでもよし。これだけでストレスは軽くなり、問題と向き合う心の準備もできます。

しかし、イライラには原因を解決できないものもあります。そんな場合は、今までどおり「見て見ぬふりをする」という態度をとればいいでしょう。

いずれにしても、否認タイプの人は一度気分が落ち込むと、とことん落ち込んでしまいますから、初期段階で、解決できるかどうかを判断する必要があります。

たとえば、試験の結果が明日発表されるとしたら、結果を出すのは学校や会社なわけですから、あなたが不安になってイライラしたところで問題は解決しません。それなら、見て見ぬふりをしてサッサと寝てしまうくらいでいいのです。

「回避タイプ」は殻に閉じこもってはダメ

イライラの原因は自分自身というケースもあります。ところが、なかなか自分が原因とは認めたくない人もいたりします。これが「回避タイプ」です。

このタイプは、自分が傷つくのをおそれていて、現実を直視できません。自分の弱さを認めることなど、とんでもないのです。他人から「原因はあなたにある」とも言われたくないので、悩みがあっても友だちに相談したりしません。また、気晴らしのためにハメを外したりもまずないでしょう。

そうなると、自宅で酒を飲むなどしてストレスを解消しようとするのですが、この酒の飲み方はとても危険です。イライラが続くかぎり酒を飲みますから、習慣化して依存症になりやすいのです。依存症になれば、飲んではいけない場面でもアルコールに手をのばして、また新しいトラブルが起きかねません。

回避タイプの人は、ギャンブルでイライラを解消しようとする傾向も見られます。パチンコや競馬をやっている間は、それに夢中になれます。しかも誰からも自分の非を指摘されません。しかし忘れてはならないのは、ギャンブルは勝てばイライラを解消できても、負ける確率のほうが高いということです。負ければ、ますますイライラ、ムカムカして、そのたび酒でまぎらわそうとするでしょう。

このタイプの人が健康的にイライラを解消するためには、自分の周囲の人に意識して心を開く必要があります。そして何か気にかかることがあったら、友人や恋人に思いきって話をしましょう。感情を表に出すことも大切です。また、スポーツなどで体を思いきり動かすのもいいですね。

注意したいのは、**自分の殻に閉じこもったり、逃避しないようにする**ことです。イライラを感じたら、とにかくリラックスしましょう。そして「イライラなんて誰にでもあるから、心配ない」「誰かに相談してみようかな」などと軽く考えれば、自分の殻に閉じこもったり、逃避したりしなくなるはずです。

ときどきワンランク上のぜいたくを

都内の金融機関に勤めるDさんは、賃貸マンションの契約更新が近づき、「引っ越そうかな。それとも、今の慣れた部屋のままでもいいか」と迷っていたそうです。そのころ、あるテレビ番組で見た街がとても素敵で、引っ越すならあそこかなと、ちょっとだけ気になっていました。まじめな一人暮らしをしていたので、ある程度の貯金があり、引っ越し費用に困ることはなさそうでした。

そんなとき、ある先輩から「まじめで堅実なのもいいけど、自分へのご褒美も必要よ。浪費ではなくて自分への投資だから」と聞き、たまにはプチぜいたくでもしてみようかと思い立ちます。

今回の引っ越しはとりあえず延期にして、浮いたお金を有効活用してみようと考えたわけです。

そこで、「今日の私はいつも以上に頑張った」と思える日には、ちょっと寄り道して、美味しいスイーツを買ったり、これまで遠慮していたお店に入って美味しいものを食べたりしたのです。

お品書きに「松・竹・梅」とあったら、これまでは、竹か梅を注文していたのですが、ときには「エイヤッ」と、松を頼んだりしたそうです。

「きつい一か月だった」と思えば、休みを利用して近場の日帰り温泉へ出かけたり、憧れのミュージシャンのライブに出かけたりと、一人で気ままな時間を楽しみました。

それが心身のリフレッシュになったようで、仕事はますます順調、心は充実、もちろん体調も万全という日々を過ごすようになったそうです。

先輩からも「最近、イキイキしているね」と声をかけられたとか。

ただし、生来のまじめさからか、「これって、ムダ遣いじゃないかな」と思うことも時折あるそうですが、コストパフォーマンスを考えたうえで「大丈夫」と思えれば、自分へのご褒美にしているそうです。

プチぜいたくは、その人の体に活力を与えると同時に、心にも余裕を与えます。やがて、それは周囲の人に対する優しい気遣いとなって表れるような気もします。

別の車両に乗って世界を変える

東京都内の教育関連会社で働く人がいます。自宅からは電車で通勤しています。いわゆる近郊型電車で、車両によってはボックス席と呼ばれる向かい合わせの座席がありますが、いつも利用するのはロングシートの車両。その車両の停車位置が、会社に向かうときに利用する改札口に近いからです。

コロナ禍では、いわゆるリモートワークが広まりましたが、仕事の性質上、以前とほぼ同様に出勤していたそうです。

「それでも通勤電車の混雑が緩和されたのはありがたかったです。電車に乗っているのは1時間弱ですが、以前はほとんど立っていましたから。リモートワークが広まったおかげというのも変ですが、その時期には、朝の電車で座れるときもありました」

なるほど、リモートワークのおかげで電車が空《す》いたのは、通勤している人にとっては、かなりの恩恵だったかもしれません。電車で1時間近く立ちっぱなしでは、スマホを見たり、音楽を聴いたりして気を紛らわせたとしても、けっこうつらいでしょう。ちなみに、ある調査によれば、都内のオフィスに通う人の通勤時間は平均で45分程度だそうです。

さて、ある日、勤めを終えて帰宅しようと駅に着いたとき、軽いめまいを覚えました。

「結果的には軽い貧血でしたが、そのときは熱中症か、このところ忙しかったから疲労かなと考えました。そんなに深刻な状態とも思えなかったので」

駅のホームにあった自動販売機で冷たい飲み物を買い、その場でひと口、ふた口飲んだところ、少しは落ち着いたそうです。

すると、電車がちょうど来て、いつもとは違う車両に乗ったのですが、それはグリーン車でした。でも、まあ、今日はいいだろうと車内で精算をすませ、そのまま座ると、シートのかけ心地はいいし、車内も静かだし、自宅の最寄り駅まで快適な時間と空間を過ごせたから、価値ある出費だったと言います。

思いがけず乗ることになったグリーン車でしたが、それ以来、疲れたときはグリーン車を利用しているそうです。また、会社でイヤなことがあったときも、帰宅途中で頭と心をクールダウンさせる場所となったのです。

「自分にはそういう場所がある」というのが何より大切です。「私にそんな場所はない」という人は、あれこれ試して、見つけ出してください。あせることはありません。偶然、出合うことだってあるのですから。

窓ガラスを磨いてみる

私の知り合いに「自分が洗車をすると、必ず雨が降る」と嘆く人がいます。今日は天気がいいからと、車体の汚れを落とし、フロントガラスやドアガラスを洗い、ワックスがけをして、せっかくピカピカにしたのに、突然の雨に降られたら、誰だってがっかりするでしょう。

ところが「天気予報が雨だったら洗車する」という人もいます。

「雨だとわかっているのに、どうしてわざわざ洗車するんですか」

と尋ねたところ、

「洗車自体にはたいした意味はないけど、ワックスをかけておけば、雨をはじいてくれて、次の洗車のときに楽ですから。フロントガラスやドアガラスをコーティングしておけば、さらにいいですよ」

との答え。なるほど、目的は雨からクルマを守るためで、磨き上げるのは二の次というわけです。

さて、クルマにかぎらず、きれい好きの人はどこにでもいるもので、リビングはもちろん、キッチンも、バスルームも、玄関も、いつもきれいにしているという話を聞きます。では、窓ガラスやカーテンもきれいにしていますか？　そこまではなかなか手が回らないという人も少なくないようです。

たしかに、カーテンを洗濯するのはちょっと厄介ですし、窓ガラスの掃除はかなりの重労働でしょう。しかし、洗濯するとわかりますが、洗濯水が黒ずむくらいにカーテンが汚れているときもあります。窓ガラスも、よく見るとくもっていたり汚れていたりします。

人間は、面倒なことや苦手なこととなると、ついついあとまわしにしがち。掃除ならカーテンの洗濯や窓ガラス磨きが、その代表といえるでしょう。しかし、試しに、カーテンを洗ったり、窓ガラスを磨いてみたりしてください。すると部屋の中がぐっと明るくなるはずです。

あとまわしにしたり、先延ばしにしがちなことには、ときには「エイヤッ」と取りかかることも必要です。カーテンや窓ガラスは、そのための練習台だと思えばいいのです。

ときどきはベランダを食事の場にする

小学生時代の遠足といえば、山や丘に登って同級生たちとお弁当を食べたり、広場にシートを敷いて、おにぎりを頬ばったり……というコースが定番だったかもしれません。晴れた空の下での食事というだけで、美味しさは3割くらい増していたのではないでしょうか。

しかし、大人になってから、青空の下で食事をすることはありますか。

夏になると、ビアガーデンで飲むのが楽しみという人もいますが、星空の下で飲むビールの味は格別としても、手元やテーブルなど周囲が明るいのは、当然、太陽光ではなく照明によるものです。

太陽の光が、人間の身体や心に与える影響は、多くの人がご存じのとおりです。朝の太陽光は、身体だけでなく脳も目覚めさせてくれます。免疫力をアップさせるビタミンDは、太陽光にあたると活性化されることもわかっています。それならば、晴れた日の朝食やランチも太陽の下で食べてみませんか。休みの日の朝食はベランダで食べてみてはどうでしょう。

ランチも、お弁当やサンドイッチを用意して、公園のベンチで食べると気持ちよさそうです。その日の気分に合わせて、キッチンカーの食事を利用するという方法も人気があります。

青空の下での食事は、太陽光のパワーを受け取るだけでなく、風にゆれる木々の音を聞いたり、鳥の鳴き声を耳にしたり、あるいは、形を変える噴水を眺めたりすることもできますから、心にも栄養がいきわたるでしょう。午前中にストレスを受けた人にとっては、ムカムカを解消する手段にもなりますし、朝からお昼まで好調だったなら、外の空気を吸ってリフレッシュして、午後からの仕事も好調ぶりを持続できるはず。

さて、休みの日に自宅のベランダでランチを楽しめば、今まで気づかなかった光景を見つけたり、四季の移ろいを感じたり、聞いたことがなかった音が耳に入ってくるかもしれません。新しい発見が脳や心に刺激を与えてくれることはいうまでもありません。

毎週ではなくても、月に一度くらいはベランダランチを試してみませんか。ベランダが広ければ、友だちを招いての持ち寄りランチもできます。子どものころの遠足やピクニックを思い出しながら食べれば、きっと一段と美味しいでしょう。

4章

心をゆっくり休ませたい

合格点を下げる

住宅関連会社で広報部に勤める人の話ですが、2度目の宅建試験に落ちたとき、上司から「また来年頑張ればいいじゃない。来年はきっと受かるよ」と言われたそうです。

ふだんから彼女の仕事ぶりを見ている上司は、下手な慰めや必要以上の励まし、あるいはプレッシャーになるような言葉はいらないと考えたのでしょう。

でも、本人は「学生時代まで、試験はそれなりにクリアしてきたんだけど。やっぱり国家試験はむずかしいのかな。司法試験に受かって弁護士を目指そうっていうわけじゃないのに」

と、ずいぶんへこんだそうです。

そんなときに、ある先輩から「試験だから合否ラインはあるけど、自分自身の合格点は、そんなに厳しくしなくてもいいよ。たしかに結果は大事だけれど、過程だって大事なんだから」と言われたのです。

つまり、むやみやたらとハードルを上げて、自分自身を追いつめるようなことはしなくていいというわけです。

まじめな人にありがちなのが、すべてを完璧にしなければならないという思い込みです。しかし、自分自身に甘かったり、だらしなかったりするのは論外として、「ある程度のレベルまでいければ、それでよし」とするのも悪くはありません。

宅建試験にしても、前年よりも合格ラインに少しでも近づけたのなら、それは成長といえるでしょう。

自分の仕事に対して「これじゃまだダメだ」と、みずから否定してしまうことはありませんか。仕事となれば、ハードルを必要以上に高くすることなんてないと思います。

テクノストレスに対応する

仕事でもプライベートでも、今ではパソコンは生活に欠かせないアイテムです。

若い人は新しいツールに慣れるのに、それほど苦労しませんが、中高年になると、新しいものを受け入れるのはたいへんです。なんとかものにしようと頑張っても、けっこうな時間がかかるケースも珍しくありません。そのひとつがパソコンでした。

アメリカの臨床心理学者であるクレイグ・ブロードが、1984年に名づけた「テクノ不安症」は、まさに、そうした中高年に多くみられた症状です。

職場でパソコンを使わざるを得ない状況になって、パソコンのスキルを身につけるために、中高年のビジネスパーソンがかなりのストレスを受けたのは間違いないでしょう。以前、職場の悩みといえば人間関係が多かったものが、その時期にはテクノストレスに悩まされている人が多かったのです。

テクノ不安症に悩まされた人がいる一方で、「テクノ依存症」におちいる人もいます。たとえば、仕事に没頭するあまり、パソコンから離れずに長時間の作業を続けたり、ネットサーフィンなどでインターネットにのめりこんだりしたあげく、部屋に閉じこもりがちになったり、対人関係を敬遠したりするケースです。日常生活に支障をきたすようになると「テクノ依存症」です。

最近、よく見かけるのが「スマホから目を離さない人」です。電車に一人で乗っているときならともかく、ショッピングモールで、親が一緒に連れてきている子どもから目を離してスマホを見続けていたり、コンビニの駐車場でスマホを見ながら歩いていて、ほかのクルマからクラクションを鳴らされたりしている姿なども、珍しくはありません。

テクノ依存症は、パソコンを利用する時間を限定したり、スマホを使わない状態をつくるなど、みずから心がけないと克服しにくいものです。

多くの情報があふれている現代社会ですから、パソコンやスマホと無縁の時間をもてば、さまざまなストレスを受けなくてすむような気もします。

リアルタイムの情報から隔絶されるのは不安という人には、ラジオを聴くことと、携帯ラジオを持ち歩くことをおすすめします。

「ラジオならスマホのアプリで聴ける」と思うかもしれませんが、携帯ラジオの多くは電池が1本か2本あれば使えます。

万が一、大災害が起きたり、停電になったりしたとき、スマホのバッテリーは連絡のための命綱。情報収集には電池が使えるラジオが有用で、胸ポケットにおさまるサイズのものもあります。ふだんから携帯ラジオを使い慣れておくと、いざというときに頼りになります。非常時には心の安定剤にもなりそうです。

肩の力を抜こう

知り合いの営業職の女性が、後輩のFさんのことを心配していました。どうやら「超」のつくほどの頑張り屋で、それ自体はほめるべき点ですが、あまりにも無理をしているように見えたそうです。

Fさんはシングルマザーで、幼稚園に通う娘さんとの二人暮らし。朝、早く起きて、ごはんをつくり、週に3回ある「お弁当の日」には、可愛くて美味しそうなお弁当を用意し、娘さんの身支度を整えるやいなや、自分も出勤の準備をして家を出て、幼稚園に娘さんを送り届けてからの出社という毎日でした。

しかし、体調のすぐれないときはあります。なんとかしのいでいたのですが、あるとき、風邪をこじらせて会社を休むほどに悪化。娘さんを幼稚園に送ったあと、そのまま近所の病院に行きました。

ドクターの診断によれば「疲れです。ことによると過労かもしれません」というので、点滴を受けてから病院をあとにしました。たしかに、ここ数年、のんびり過ごすことなどない生活だったのです。

その病院の帰りに、ママ友とバッタリ出会いました。

「あら、こんな時間に珍しいわね。顔色がちょっと悪いみたいだけど大丈夫？」

「じつは……」と、体調をくずして点滴を受けたことを話すと、

「あら、たいへんじゃない。何か差し入れするから、食べたいものとか飲みたいものとかある？」

と、心強いことを言ってもらえました。その日の娘さんのお迎えもピンチヒッターをつとめてくれるというので、Fさんは感謝の気持ちでいっぱいでした。

翌日も欠勤しましたが、体調は徐々に回復。お世話になったママ友に「このあいだは、ほんとうにありがとう」とお礼を言うと、

「なんの、なんの。困ったときはお互いさま。でも、もう無理しないでね。もっと

肩の力を抜いて、楽にしたら」

ママ友の言葉から安心感を得られたのか、その後は頑張りすぎないように心がけているそうです。もちろん手を抜いているわけではありませんが、無理のない範囲で、できることをやろうとしているようです。

娘さんの食事にしても、栄養のバランスを考えて、以前は何品もの料理をつくりテーブルに並べ、「好き嫌いはダメ」と言い聞かせていましたが、体調の悪いときは「一品料理は逸品料理」と自分を納得させて、オムライスやカレーライスにフルーツを添えるくらいですませることにも抵抗がなくなったようです。

「頑張り屋」と周囲から思われている人は、オーバーワークになりがちです。しかし、オーバーワークのために倒れたとしたら、いちばんつらい思いをするのは自分です。「ギリギリまで頑張る」という状態は長続きしません。どこかで肩の力を抜くようにするのも、大人の知恵というものです。

ときには勇気ある撤退を

何をやってもうまくいかない……そんな時期が誰にでもあるものです。仕事で信じられないようなミスをしたり、悪気はまったくないのに、つい口から出た言葉を相手に誤解されて怒らせてしまったり。

そんなときは、**心の避難場所に逃げ込みましょう。**いってみれば「勇気ある撤退」というわけです。

もちろん、日常生活から逃れることはできませんから、仕事や家事はできるだけふだんどおりにこなします。ただ、自分一人だけの「何もしない、何も考えない」という時間と空間をつくり、そこで過ごそうという話です。

その空間がひなびた旅館の客間やホテルの個室である必要はありません。喫茶店でも図書館でも、自分にとって居心地のいい場所であればいいのです。そこで、ボーッと時間を過ごせば、それだけで気持ちは落ち着いてくるでしょう。そんな時間を持つのです。

勝海舟は「人の一生には『焰の時』と『灰の時』があり『灰の時』は何をやってもうまくいかない。そんな時には何もやらぬのが一番いい」という言葉を残しています。勝海舟といえば、山岡鉄舟《てっしゅう》、高橋泥舟《でいしゅう》とともに「幕末の三舟」と呼ばれた江戸幕府の幕臣で、咸臨丸でアメリカに渡ったことで知られています。それほどの人物が「『灰の時』には何もやらぬのが一番いい」と語っているのです。

そして、『若草物語』の著者として知られる19世紀アメリカの小説家・ルイーザ・メイ・オルコットの言葉にこんなものがあります。

「雲の向こうにはいつも青い空が広がっています。止まない雨はありません」

今日はダメでも、明日から元気になれそうな気がしませんか。

自分だけの安らぎの場所をつくる

世の中は騒音にあふれています。街を歩けば、まさに傍若無人としか思えないほどの大声で話したり、笑い声をあげながら歩いていたりする人もいますし、買い物に入ったショップでは、やかましいくらいの音楽が流れていることもあります。電車では、しつこいくらいに案内放送があり、ありがた迷惑と思うこともあるでしょう。しかも車内はたいてい騒がしく、ほんとうに案内放送の必要な人が聞き取れなかったりします。

私の知り合いは「騒がしい世の中になったが、それにしても驚いたのは、先日行ったクリニックの待合室。壁に大画面テレビがあり、大きなボリュームで音声が流れているんだよ。事件や災害があったわけでもないし、誰も見ていないのにね。ふつう、病院というのは静かな音楽が流れているものだよな。テレビにしても音を消して字幕にすればいいのに。具合の悪い人だっているだろう、病院なんだから」と、半ば呆れていました。

のんびりしたい、安らぎを得たいというときに、たいていの人は静かな環境を望みます。しかし、現在の日本で、そんな空間に身を置くのはむずかしいのかもしれません。

ある女性は、落ち着きたいと思ったら美術館に行くそうです。絵画や彫刻などの作品を見るのが目的ではなく、ほとんど音のしない空間に身を置きたいからだとか。

なるほど、たしかに美術館で騒ぐ人はいません。

「入館料は、静かな空間と時間を過ごすための料金だと思っています。せっかく入ったのだから作品も鑑賞しますけど、私にとってはおまけみたいなもの。だから、駆け足で全部見てやろうなんて思わないんです。のんびりと、ゆっくりと館内を歩きます。でも、そうしているうちに素敵な作品とめぐり合うこともあって、そんなときはもちろん嬉しくなります」

不思議なことに、美術館では、まわりに人がいても気が散らないそうです。彼女にとって美術館は「安らぎの場所」なのでしょう。

のんびりしたいときに、多少の物音は気にならないけど、人の話し声は気に障るという人もいますね。そうした人は、シーズンオフの海や山に出かけて、一日中過ごしてみるといいでしょう。観光のピーク時には人があふれる場所も、オフシーズンになれば閑散としているものです。

一方で、「自分は静かな場所でなくても安らげる」という人もいます。

近所の公園のベンチに腰かけて、遊んでいる子どもたちを見ると心が安らぐという人がいます。「癒されているといってもいいかな」とのこと。また、「なぜか映画館のシートにかけているときは安らげる」という人もいます。安らげる場所、つまり、心がおだやかでいられる場所は人それぞれというわけですね。

さらに「私が安らげるのは恋人といるとき」「家族といるといちばん落ち着く」という人もいます。一人よりも、大切な誰かと一緒にいる時間や空間こそが「安らぎの場所」というわけで、とても素敵な話だと思います。

あなたは、どんな「安らぎの場所」をもっているでしょうか。ぜひ、そんな場所を確保したいものです。

小さな旅に出かけてみよう

外食産業で働く知人は大の海外旅行好きです。世界各地に出かけては、その国や地域の美味しいものを食べるのが何よりの楽しみという、とてもアクティブな女性です。ところが、コロナ禍では、海外どころか国内旅行も自粛ムード一色。その後、少しずつ緩和されたものの、やはり職業柄、旅先での感染に不安を覚えたり、周囲の目が気になったりして、海外旅行を敬遠していました。

自宅で過ごしているあいだは、テレビの「旅番組」をよく見ていました。視聴者に人気があるようで、NHKから民放まで、旅番組のない日はないというくらいに放映されています。

じつは彼女のこれまでの旅行は、歴史や伝統を感じる建物を見たり、世界の絶景といわれる場所に行って壮大さに感動したり、珍しいものを食べたり……と、短期間にあれこれ詰め込むスケジュールでした。個人旅行なら綿密な計画を立てて、それを完璧にこなすのが充実した旅行のように考えていたのです。

でも、旅番組を見て、ゆるゆるとした感じもいいなと感じたそうです。とくに行き当たりばったりの旅なんて、まったく考えたことがなかったので、とてもうらやましく思えたのです。

その中に、『小さな旅』という番組がありました。正確にいえば、番組の内容ではなくて、そのタイトルに魅《ひ》かれたそうです。

「海外旅行だと、そう簡単には来られないと思って、どうしても欲張ってしまいます。でも、近場の小さな旅なら、いつでも来られるという安心感があります。ずっと見ていたい景色に出合ったら、そのあとの予定は次回に持ち越して、気に入った景色を時間なんか気にしないで、ずっと眺めていられるんです」

日本人は几帳面だ、時間に正確だと、海外の人から言われるだけあって、団体ツアーとなると、次から次へと名所旧跡を見物するような日程、いわば弾丸ツアーになりがち。しかも、それを難なくこなしてしまう日本人のパワーには畏れ入ります。

でも、分刻みの団体行動では、自由度に欠けるのは否めません。

旅の目的がストレス解消や癒しの時間だったら、もう少しのんびりと旅を楽しみたいものです。

そういうときは、**張り切りすぎず、小さな旅に出かけてみるといいでしょう。自分の思うままに行動できる一人旅も大いにおすすめです。**

自転車の遠出で心のクリーニング

地方公務員のEさんは、周囲から「おとなしくて、まじめで、仕事ができる」と評価されている人物。しかし本人は、もっとアクティブになりたいのに、どうしたらいいかわからないと悩んでいました。

ところが、あるときテレビの旅番組で、レポーター役の俳優が、瀬戸内の「しまなみ海道」を自転車で走る様子を目にして、「自分も走ってみたい」と思ったそうです。これまで、愛用の自転車は、近所に買い物に行くときの乗り物としか考えていなかったのですが、「自転車で大自然の中を思いきり走ってみたい！」と強く思ったというのです。

そうなると生来のまじめな気質が働き、まずはウォーキングによる基礎体力づくりから始め、ジョギングやストレッチをこなし、ロードバイクを購入。サイクリングロードに遠征するようにもなりました。

役に立ったのは、NHKのテレビ体操だそうで、昔ながらの「ラジオ体操」だけでなくストレッチなどもあって、ゆっくりと筋肉をほぐしたり、体を温めたりするのに、ピッタリだったそうです。

それまであまり体を動かしていなかったEさんにとっては、いきなりきついトレーニングを始めるよりも、準備体操としては適切だったのかもしれません。

そんな日々がしばらく続くと、職場で「最近、なんだかハツラツとしているね」と不思議がられたようですが、自転車のことはプライベートですし、そもそもまじめなので、「じつは……」とロードバイクの話を持ち出すことはありませんでした。

トレーニングを積んで、そろそろ走破できると考え、しまなみ海道にやってきたのは、旅番組を見てから1年が過ぎるころだったそうです。

「東京から新幹線で福山まで行き、山陽本線で尾道へ。借りたロードバイクでしまなみ海道を走って、今治まで。距離は70キロくらいですが、広い空や海を眺め、潮風を感じながら、6時間ちょっとで走りきりました。さすが『サイクリストの聖地』と呼ばれることはあって、すばらしい景色でした」

帰りはさすがに疲れて、今治から特急列車で岡山に出て、岡山からは新幹線で一路、東京だったそうです。

誰もがしまなみ海道に憧れるわけではありませんが、何か「これだ」と思うものがあれば、どんどんチャレンジしてほしいのです。

愛用のママチャリでも、いつもは行かない遠くのスーパーまで買い物に行く、ちょっと遠くの公園に寄り道してみるというのも、自分なりのサイクリングといえなくもありません。こうして生活の中に新しい時間が加われば、心がクリーニングされて、ストレスは解消されるのではないでしょうか。

古いアルバムを整理する

　あなたは、どのくらい写真を持っていますか。写真は、以前のようにプリントしてアルバムに貼るのではなく、データを保存し、画面で楽しむ人が多くなっています。それでも、懐かしい写真がたくさん貼られたアルバムを大事にしている人も少なくないでしょう。プリントされた写真には、画面で見るのとはひと味違う魅力があるように思えるのは気のせいでしょうか。

　しかし、アルバムは、けっこう場所を取るという難点があります。もし、処分したい気持ちもあるけど、なかなか捨てられない……という人がいたら、ちょっとした整理術を紹介しましょう。

　用意したいのはデジカメと三脚。デジカメがなければスマホでもいいでしょう。三脚は手振れを防ぐために必要なツールですが、腕に自信のある人は手撮りでも問題はありません。スキャナーを使う方法もありますが、クオリティを考えれば、複写のほうが勝るでしょう。

勘のいい人なら推測したかもしれませんが、写真を複写してデジタルデータにするわけです。データはパソコンに、さらに、バックアップとして外付けハードディスクやUSBメモリに保存しておけばさらに安心。うまく複写できれば、写真は処分できます。

複写はしたけれど、この写真はプリントを保管しておきたいというものは、そのまま残しておけばいいでしょう。ただし、厳選するのがポイントで、そうでないと、部屋のスペースは変わらないという話になってしまいます。

ところで、写真の枚数は減らさずに、アルバムのスペースを10分の1に減らした人がいます。どの写真を見ても、とても捨てられず、まったく整理になりません。そんなとき、100円ショップで、写真がちょうど納まりそうなサイズのプラスチックケースを見つけて購入。試しにアルバムから剝がして、そのプラスチックケースに入れてみるとザクザクおさまります。これは名案と、次々に移して、アルバム本体を処分してしまうと、ずいぶんコンパクトになりました。

日がな一日、懐かしい写真を眺めながら、あれこれと思い出にふければ、なんだか癒されるような気もします。

昔の友人に電話をしてみる

休みの日などに、何となく部屋の片づけをしていたら昔の手帳を見つけた。それは、10年以上も前の手帳だった……。そんなときは、なつかしい気持ちになって、思わず読み返してしまうのではないでしょうか。

いまどきは、スマホでスケジュール管理をしているという人が少なくありませんが「以前は紙の手帳を愛用していた」という人も多いでしょう。

紙の手帳では、よく巻末にアドレス帳として使えるページがついています。その中に、**「今は連絡を取り合っていないけど、どうしているかな」**と気になった人がいるかもしれません。

住所はあっても、メールアドレスではなかったり。そもそもメールアドレスの記入欄がなかったかもしれません。

そうした「つき合いのあった人」と、手帳のうえで再会したら、思い切って、相手に電話をかけてみませんか。

もちろん「現在、使われておりません」というメッセージが流れるかもしれませんが、電話がつながって懐かしい声を聞ければ、それだけで思いがけない素敵な一日になりそうです。もしかしたら、話しているうちに、意外な接点が見つかり、つき合いが復活するかもしれません。

気をつけたいのは、いつ、どこで会った相手か、どんなつき合いだったかを思い出して、相手にそれを伝えられるようにしておく準備です。電話に出た相手が「あ、あのときの……」と、ピンと来てくれればいいのですが、相手がこちらを忘れていることもあるので、まずは自己紹介からするのは当然でしょう。

アドレス帳に住所があれば、はがきを書くという方法もありますが、すでに転居していて、はがきが戻ってきたら、残念に思う気持ちが強くなりそうなので電話のほうがいいでしょう。また、相手にはがきの返事を書かせるのも気が引けます。電話のほうが気軽で、相手の負担も軽いと思います。

花や緑に水やりをすると心を整えられる

散歩中に通りかかった公園の花壇に花が咲いているのを見て、なんだかホッとしたり、春先には見事に花開いた桜並木に思わず目を向けたりすることがあるでしょう。私の知り合いには紫陽花が大好きな人がいて、「通り道にあれば、ちょっと立ち止まって眺めるし、わざわざ名所と呼ばれるところにも出かけたくなる」と言います。

花は、人間の視覚だけでなく嗅覚にもその存在をうったえてきますから、当然、脳に刺激を与えます。美しい花を見たり、いい香りをかいだりすれば、心がおだやかになるわけですね。それを利用して、心を癒したい、ストレスや悩みから解放されたいという人のための「フラワーセラピー」もあるほどです。

緑もまた、人の心をおだやかにします。市街地の街路樹は都市の美観にひと役買っていますし、江戸時代に整備された五街道をはじめとする日本各地の街道には、松や杉、欅などの並木が植えられ、旅人に日かげを提供する役割もはたしていました。

森林浴の効果が発見されたのは19世紀のドイツでした。森に囲まれたサナトリウムで過ごしていると、軽い精神障害などが改善されたことが研究のきっかけでした。その後、木の葉や幹からフィトンチッドと呼ばれる香気成分が放出されていることがわかったのです。研究が進むと、フィトンチッドには副交感神経を刺激し、精神を安定させる効果があり、ストレスからも解放するとわかりました。つまり、森林浴は、人の心に癒しや安らぎを与えてくれるというわけです。

しかし、花見に行く機会がなくても、森林浴に出かける時間がなくても、花や緑と親しむ方法はあります。

庭があれば土に花の種を蒔けますし、ベランダがあればちょっとしたガーデニングを楽しめるはずです。

最初は少し面倒だと思うかもしれませんが、水やりを続けるうちに、芽が出たり、つぼみをみつけたりすれば、花の咲く日が楽しみになるはずです。

また、室内でも花は育てられます。当然、鉢植えになりますが、アマリリス、チューリップ、クレマチス、サクラソウなどが人気だとか。

部屋に花や緑があるだけで、雰囲気はガラリと変わります。そして、自分自身の気分が変わるのを感じることもできるでしょう。

灯火でやさしくヒーリングする

一時期、モーツァルトを聴くと癒されるという話がブームになりましたが、モーツァルトでなくても、あるいはクラシック音楽でなくても、自分の好きな楽曲を聴けば、心は癒されるものです。

J－POPでもロックでも、好きなアーティストの曲を聴けばいいのです。

また、「浜辺に打ち寄せる波の音」「風に揺れる木々の葉音」「森に暮らす鳥たちの鳴き声」などの音や映像に安らぎを感じる人も少なくありません。自然の音や映像が疲れた心を癒してくれるのでしょう。

ところで、「音も映像も要らない。ただ、やわらかい灯りに包まれていたい」と、キャンドルを愛用している人がいます。たしかに、ゆらゆらと揺れるろうそくの火は、心をおだやかにしたり、ロマンチックな気分にさせたりします。

洋の東西を問わず、電灯が発明される以前は多くの人が、ろうそくを利用してきました。不思議なことに、仏教ではろうそくを灯しますし、キリスト教ではキャンドルが灯されます。ろうそくは宗教を超えた存在でもあり、人々と深くかかわっていたことの照明ならぬ証明でしょう。

じつは、ろうそくの火には、心をリラックスさせる効果があるとされています。リラックスすると脳からα波が発生し、副交感神経を優位な状態にすることで、心がおだやかになります。ろうそくの灯のゆらぎは「f分の1ゆらぎ」と呼ばれるもので、心を安定させる働きがあるとされているのです。

ろうそくの火を灯して眺めるのは、一人の時間をゆっくり過ごすのに向いています。ぜひ試してみてください。

孤独を感じたら優雅な時間を過ごしてみる

「仲間はずれ」というのは、子どもたちの間のいじめのように思えますが、実際にはビジネスパーソンの間でもよく見られます。最も多いのが、ランチや飲み会などの際、気に入らない人には声をかけず、置いてけぼりにするというパターンの仲間はずれです。

子どもじみた意地悪ですが、大人でも大いに傷つけられます。そして、「何が原因で自分はこんな仕打ちを受けるのだろう」「何か悪いことでもしたのだろうか」と、原因を自分のなかに探し始める人もいます。

しかし、ハラスメントに詳しい人に聞いたところ、仲間はずれにされるのは、たいてい何かが際立った人なのだそうです。たとえば、仕事ができて上司にかわいがられているとか、異性に人気がある、あるいは人もうらやむような素敵な恋人やパートナーがいる等々……。誰かを仲間はずれにするという行動の裏には、羨望や嫉妬が隠れているケースが多いというのです。考え方によっては、みんなにうらやましがられているということ。そう考えると、仲間はずれにされることに、少し優越感を持てるのではないでしょうか。

誰からもランチに誘われず一人でオフィスに取り残されると、コンビニのお弁当などで食事を簡単にすませたくなるかもしれません。しかし、あなたはうらやましがられているのですから、誰に気兼ねする必要もないわけで、一度は行ってみたいと思っていたレストランや和食屋さんで食事を楽しむいい機会です。

飲み会に誘われなかったら、プライベートの友人や家族との時間を楽しめばいいだけです。会社の飲み会に参加しても、結局は仕事の愚痴や同僚・上司の悪口を聞かされるのですから。

孤独はつらいかもしれませんが、それをチャンスと思えれば、もっと充実した日々を送れるようになるはずです。そろそろ日本にも、オフタイムは一人で、あるいはプライベートな友人、知人と過ごすという大人の文化が育ってきてもいいころだと、私は思っているのです。

プチ瞑想で頭と心を整理する

耐えられないほどストレスがたまったり、自分のキャパシティをはるかに超えた仕事を抱えると、考えや気持ちをまとめるのがむずかしくなります。この状態を「頭の中（心）がぐちゃぐちゃになる」と表現することがあります。このぐちゃぐちゃになった頭の中の整理整頓ができるといわれているのが瞑想です。

瞑想と聞くと「印を結びながら、じっと座り続けているインドの修行者」のような神秘的なイメージが浮かぶかもしれません。「そう簡単にできるものではない」と思っている人が多いようです。しかし、そんな厳しい修行をしなくても、**気軽に**

瞑想の「いいとこどり」ができます。それが「プチ瞑想」です。

以下は、簡単なプチ瞑想のやり方です。

①畳や床、イスに座り、背筋を伸ばします。もし可能ならあぐらをかきます。

②座ったまま、ゆっくりと腹式呼吸――息を吐き切り、数秒ほど息を止めてから、お腹いっぱいに息を吸い込む。これを30回ほど繰り返します。息を吐くときに1、2、3と数えると、心を落ち着かせられます。

③腹式呼吸が終わったら、両手を座禅のように組んで両膝の上に置きます。

④体の力を抜き、目を半開きにして意識を眉間に集中させます。雑念が湧いても気にせず、ぼんやりと気楽なイメージでいるほうがうまくいきます。

⑤瞑想の世界へ導いてくれる言葉「マントラ」を繰り返し唱えます。意味が明確な日本語よりも、音楽的なマントラを使ったほうが瞑想に入りやすいのです。ちなみに、マントラは言葉であると同時に呼吸法でもあります。「ソー

ハム（私は彼なり）」という、宇宙との一体感を求めるマントラは、安心感をもたらしてくれるので、小さな声で唱えてみてください。

⑥30分もすると、気持ちが落ち着いてくるはずです。そうしたら瞑想をいったんやめ、3回ほど大きく深呼吸をして背伸びをします。

このプチ瞑想を実践すると、ぐちゃぐちゃになってしまった頭の中が整理されたのを感じられるはずです。

ウォーミングアップ体操で脳に元気を送り込む

「朝、目が覚めても、しばらくは頭がぼんやりして何もする気になれない」ことはありませんか。俗に言う「寝起きが悪い」状態で、なかには、毎朝その繰り返しで、ベッドから出るまで時間がかかる人もいるでしょう。そんな人は、周囲から「怠け者」「寝坊助」などと言われて、肩身の狭い思いをしたり、自己嫌悪に陥ったりしたのではないでしょうか

しかし、目覚めたばかりの脳は酸素不足で血流不足ですから、すぐに活力を発揮できないのが普通なのです。この状態で無理に動こうとすると、脳が危険を感じて拒絶することになります。その結果、「一日中、頭がうまく回らないままで終わってしまった」ということになりがちなので、注意が必要です。

自動車のエンジンも、ある程度温めなければスムーズに動いてくれないのと同じで、脳にもウォーミングアップが必要なのです。

そこで、ベッドから出る前に簡単な体操でウォーミングアップし、脳にしっかり血液と酸素を供給しましょう。

①寝たままの姿勢で手をまっすぐ伸ばし、手首から先を10回ほどぶらぶら振り

ます。

②寝たままの姿勢で膝を立てて引き寄せ、ゆっくり大きく膝を回します。外向きと内向きをそれぞれ10回ずつやりましょう。この運動には股関節を柔軟にする働きもあって、腰痛の予防にも役立ちます。

③ふとんから起き上がり、四つんばいになります。手足とふとんが直角になるように姿勢を整えたら顔を上げ、前方に胸を広げながらゆっくり大きく息を数回吸い込みます。次に、ゆっくりと大きく息を吐きながら背中を丸め、おへそを見るようなポーズを取ります。このように「吸いながら背筋を伸ばす、吐きながら背中を丸める」を数回繰り返します。

④四つんばいのままで背中を伸ばし、息を大きく吸ったり吐いたりしながら自分のお尻を見るように頭を左右に振ります。左右それぞれ数回ずつやりましょう。

⑤最後に、そのままの姿勢からうずくまり、全身の力を抜いて10秒ほど静かに

じっとしています。

ベッドから出る前にこのウォーミングアップ体操をやれば、全身の血の流れがよくなり、脳にも十分な酸素を供給できます。これで今日一日うまくいくはずです。

足裏の指圧で不眠と疲労を吹き飛ばす

経験者なら知っていると思いますが、**足ツボマーサージ**では、かなり強い痛みと快感を同時に味わえるという珍しい体験ができます。「あんなに痛い思いは二度としたくない！」という人もいますが、足ツボマッサージの効果は絶大なので、そこまで敬遠するのはもったいないと思います。

中国では昔から、足の裏には体の機能と深く関連するツボが集中しているとされてきました。なかでも、心の疲れにとくに効果が大きいといわれるのが「失眠《しつみん》」というツボです。失眠は、かかとの中央部分の少しへこんだところにあり、眠りの質がよくなるとともに、腎臓を刺激して機能を向上させるといわれるツボです。

心の疲れをとるために睡眠は欠かせません。「質の高い睡眠がとれていない」と感じていたら、足ツボの専門家に相談し、この失眠ツボを刺激してもらうことをおすすめします。

「本格的な足ツボマッサージはつらい」という人は、自分で刺激してみてください。100円ショップなどで売っている指圧用の小さな棒を使って失眠ツボを押すのです。最初は痛みを感じるかもしれませんが、我慢して続けていると気持ちよく感じ始めます。これは失眠ツボが正しく刺激されている証拠で、続けていると睡眠の悩みが解消されていくはずです。

また、ストレスフルな毎日を過ごし、「いくら寝ても気力や体力が回復しない」と感じている人もいるでしょう。この場合は、「湧泉《ゆうせん》」というツボのマッサージをおすすめします。

名前からもわかるように、エネルギーが湧き出てくる場所で、体力や気力に深く関連しているツボです。足の指をしっかり曲げた時にくぼむ部分の中央にある湧泉を親指でゆっくり押したり、ツボのまわりに円を描くように片足5分ずつマッサージします。体力や気力が回復し、足が冷えて眠れないという冷え性の悩みも解消できます。

ちなみに、自分で足ツボマッサージをするときは、ツボの周辺だけでなく足裏全体も指でこするように押してあげましょう。こうすると、足裏にたまっていた古いリンパ液や血液を押し出して、疲労回復に効果的です。

「疲れていてマッサージする気力も残っていない」というなら、市販の温感湿布薬を失眠ツボや湧泉ツボに貼るといいでしょう。

気軽にエステやマッサージを利用しよう

落ち込みがひどくなると、もう何をするのも嫌になって、休みの日などには、「ただ布団をかぶって寝ていたい」となる場合もあります。

そこまでいかなくても、朝からただボーッとしているだけで、お腹がすいても食べることさえ面倒になるかもしれません。

これでは、運動不足になるのはもちろん、肩凝りや頭痛などのさまざまな不快な症状に悩まされやすくなります。

体を動かさずにじっとしていると、全身の血行が悪くなります。血液は新鮮な酸素や栄養素を全身に運ぶだけでなく、不要になった老廃物や二酸化炭素を排出する働きもしていますから、血行が悪くなれば新陳代謝も悪くなり、体調が悪くなるのは当たり前です。

体調が悪くなれば、ますます動くのが億劫になるので、なんとかこの悪循環を断ち切らなければなりません。

ウォーキングやストレッチなど、軽い運動で全身の筋肉をほぐすのが望ましいのですが、「落ち込んでいるときに、運動なんかする気持ちになれない」という人もいるでしょう。

そんなときは、ちょっと気分転換のつもりで、エステやマッサージに行ってみてはどうでしょう。

わざわざエステやマッサージに行くのもつらいようなら、明日はお休みという日の会社帰りに、短時間コースのエステや足裏マッサージ店などを利用して疲れを取ってから帰宅するという方法もあります。

プロのエステやマッサージは、体験してみるとよくわかりますが、本当に心地よいものです。人の手のぬくもりが伝わって、それが大きな癒しになり、体だけでなく気持ちもほぐれていきます。

もちろん、カップルどうしでマッサージしあうというのも、素敵な方法です。

冷えや肩凝りは足湯でサヨナラする

体の冷えに悩む人がたくさんいます。しかも寒い時期にかぎったものではなく、夏でも冷房の効いたオフィスで長時間仕事をする人にとっては悩みの種。その結果、年間を通して、つらい思いをしているようです。

「冷え」そのものは病気ではありませんが、それが原因で病気になるケースは少なくありません。

冷えに悩む人におすすめしたいのが「足湯」です。足湯は、温かいお湯に足をつけて血液の循環を活発にするので、体が温まり、冷えのつらさが楽になります。

各地の温泉では、楽しそうに話しながら、足をお湯に入れている人たちを見かけます。素足になって温泉に足をつけるのは、なんとも気持ちのいいものです。

仕事のストレスを解消したいと温泉に来た人は、宿の温泉に入る前にちょっと足湯につかり、「こんなに温まって幸せな気分になれるなんて」と満足げに話していました。

足湯は自宅でも簡単にできます。冷え性の人は、夜、寝る前に足湯につかるのが効果的でしょう。

バスタブを使ってもできますが、お手軽なのはバケツを利用するものです。

①深さ40センチくらいのバケツに、45度くらいのお湯を半分入れます。少し熱いと感じるくらいが適温です。
②お湯に足先からゆっくり入ります。最初は熱くても、慣れて、すぐに足をすっぽりつけられます。
③その状態で10分～15分ほど過ごします。温まったら、水を入れたバケツに足

を1分くらいつけます。これを1、2度繰り返します。

注意したいのは、お湯の温度が下がらないようにすること。温度が下がってきたら、途中で熱いお湯を加えて調節してください。

夜、足先が冷たくて眠れないということもなくなり、毎日繰り返すうちに体質が変わって、冷え性が治るばかりか、肩凝りや生理痛にも悩まされにくくなるはずです。

温泉地で足湯のよさを知った女性がいますが、友人と足湯パーティーを開いているとか。

市販の入浴剤を何種類か用意して、好みのものを選んでもらい、バケツのお湯に溶かして楽しむのです。バケツに足を入れたまま、飲んだり食べたり、おしゃべりをして盛り上がるそうです。

体が温まって気持ちがいいので、最初は疲れた顔で来た人も、最後は笑顔で帰っていくようです。お手軽で、素敵なストレス解消法でしょう。

夜中にはあれこれ考えない

午前中に1時間でこなす仕事の量は、午後の3時間の仕事の量に匹敵するとか。午前中に脳の働きがいいことは、誰もが薄々気がついているでしょう。さらに、考え方も前向きになりやすいようです。

その逆に、夜中に考え事をすると、どうしても後ろ向きな考え方になります。とくに失敗やミスをしたときはこの傾向が強いので、夜中にあれこれ悩んでも、挽回策など思いつかないのです。

それは、**「夜に書いた手紙は出してはいけない」**といわれることからもわかります。たしかに、夜中に書いた手紙を翌日の朝に見直すと、「どうしてこんな悲観的だったのか」と驚きます。やはり、夜はつまらない考え事などせずに、さっさと寝てしまうにかぎります。

どうしても夜に考え事をしなければならないときは、部屋をできるだけ明るくしてください。脳を活性化するセロトニンという物質は、明るくなければ分泌されません。セロトニンには前向きな考え方を促す働きがあり、夜に考えると後ろ向きになりやすいというのも、セロトニンの分泌量が減ることと関係があるのです。そこで、照明を明るくして、脳がセロトニンを分泌しやすくしてあげましょう。

好きな枕で一日の疲れをとる

よい眠りのためには、**自分に合った枕**が必要です。

最近は、デパートの寝具売り場などに行くと、さまざまな材質で、その人に合った形の枕をつくってくれます。ストレスを抱えていて、なかなか寝つけないという人には、枕はこだわってほしい寝具のひとつです。

神経が疲れている人におすすめなのが、炭の枕です。炭はマイナスイオンを供給するため、頭の芯にたまった疲労や緊張感などをほぐしてくれる効果があります。また、除湿作用や除臭効果もあり、快適な眠りをプレゼントしてくれるのです。

炭枕は、健康用品売り場やヒーリンググッズ売り場に行けば買えます。しかし、いま使っている枕が気に入っているという人は、炭シート（炭の粉を混ぜてすいたシート）を枕カバーの中に入れてもいいでしょう。

ベッドに入っても、なかなか眠れない人には、ラベンダー入りの枕をおすすめします。ハーブの一種であるラベンダーは、神経の興奮を鎮める効用にすぐれ、ラベンダー入りの枕で眠ると、熟睡できることが広く知られています。

また、眠れずにイライラをつのらせていた人たちが使ってみて、「なんとなくいい」と異口同音に言っているのが抱き枕です。

心理学の実験によれば、「人間は柔らかなものにくるまれていたり、しがみついていたりすると安心する」といいます。そういえば、赤ちゃんが寝つかなくて困ったときは、母親が抱いてあげたほうが早く寝つきますね。このとき、赤ちゃんは無意識のうちに、母親にしがみつくことで、安心感を得ているのです。

こうした幼児期の体験は、大人になっても潜在意識として残っています。抱き枕は、入眠時に潜在意識の欲求を満たすものとして、大いに役立つのでしょう。

お気に入りの形のものやキャラクターの抱き枕、ハーブを詰めたものなど、安眠に導いてくれる抱き枕を探してみてはどうでしょうか。

保坂 隆
Takashi HOSAKA

保坂サイコオンコロジー・クリニック院長。1952年山梨県生まれ。慶應義塾大学医学部卒業後、同大学医学部精神神経科入局。米国カリフォルニア大学へ留学。東海大学医学部教授（精神医学）、聖路加国際病院リエゾンセンター長、聖路加国際大学臨床教授などを経て現職。

著書に『こころのお医者さんが教える プチ・ストレスにさよならする本』（PHP研究所）、『精神科医が教える 人間関係がラクになる すぐできるコツ』（三笠書房）、『精神科医が教える すりへらない心のつくり方』『精神科医が教える こじらせない 心の休ませ方』（大和書房）など多数。

しなやかな心70の習慣

2023年12月18日　第1刷発行

著　者　保坂　隆

発行者　櫻井秀勲

発行所　きずな出版
東京都新宿区白銀町1-13　〒162-0816
電話 03-3260-0391
振替 00160-2-633551
https://www.kizuna-pub.jp/

ブックデザイン　福田和雄（FUKUDA DESIGN）

印刷・製本　モリモト印刷

ISBN978-4-86663-230-8

きずな出版

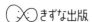